Prof. Hademar Bankhofer

Hausmittelschatz

Die besten Tipps von Kopf bis Fuß

Autor: Prof. Hademar Bankhofer

Layout, technische Bearbeitung: Kneipp Verlag, GmbH & Co. KG, Wien

Cover: agilmedien GbR, Köln

Fotos: Eisl, Lizzy Bankhofer, Remele, Contrast

Printed in Germany

Prof. Hademar Bankhofer

Hausmittelschatz

Die besten Tipps von Kopf bis Fuß

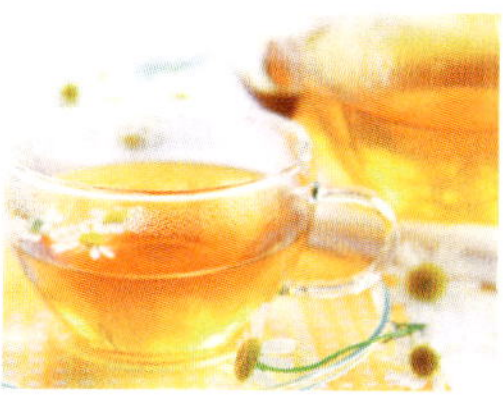
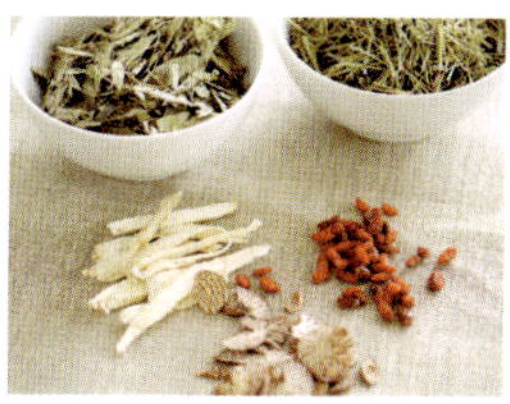
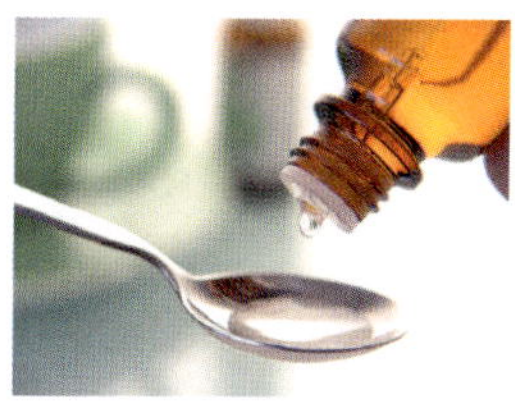

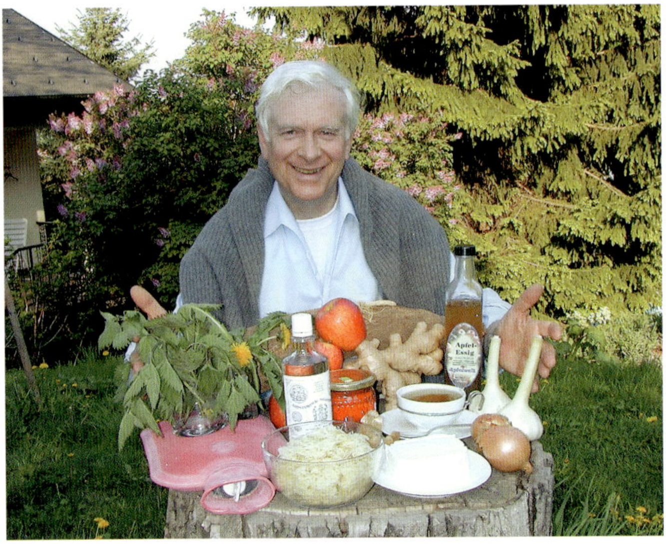

Inhalt

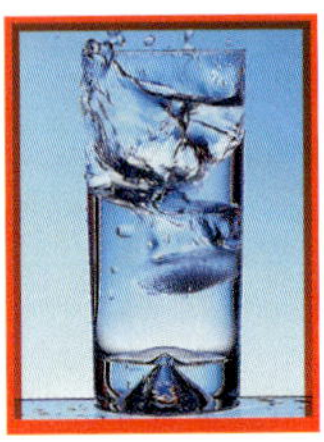

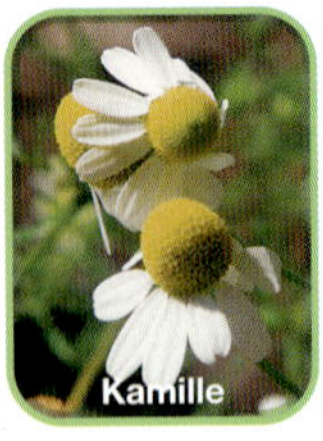

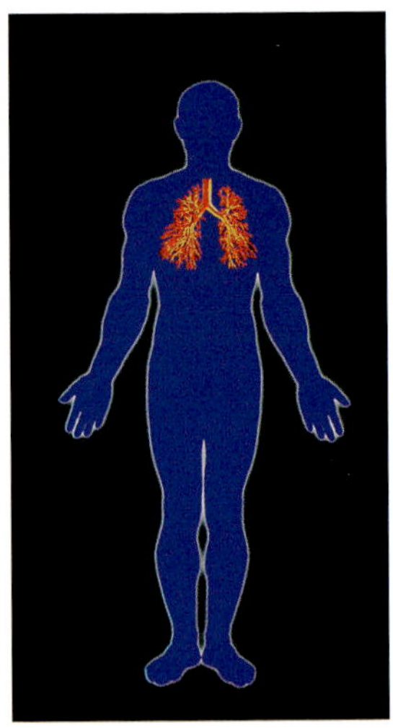

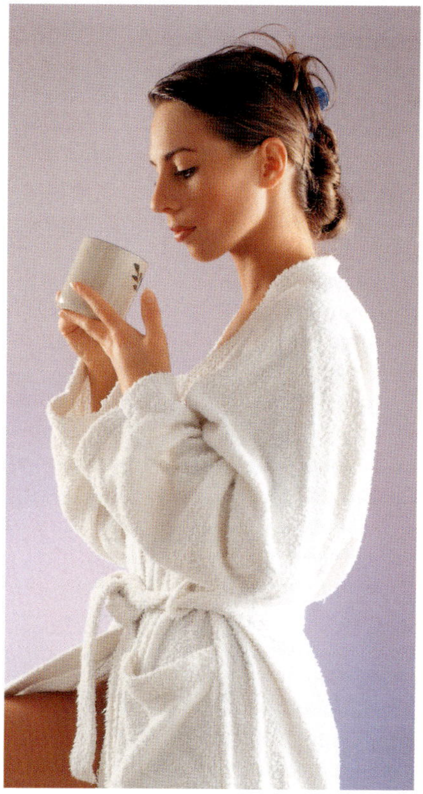

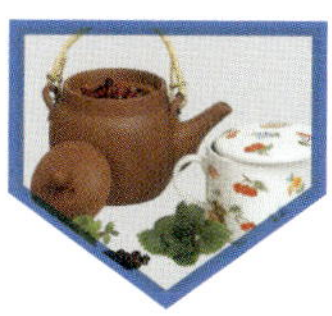

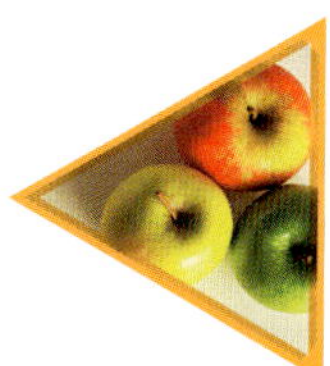

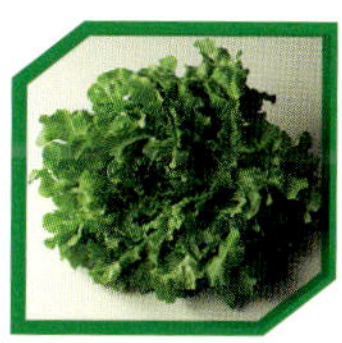

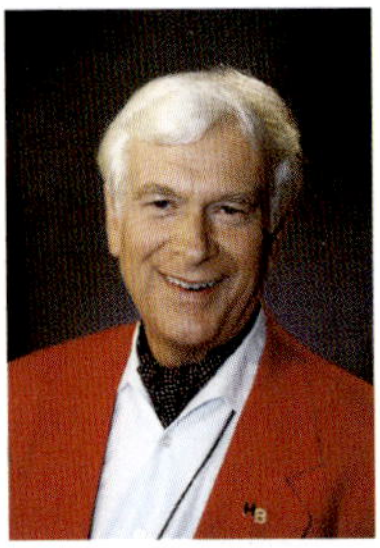

Bratäpfel gegen Heiserkeit, Knoblauch für ein langes Leben

Ein Vorwort

Ich war 25 Jahre alt und Reporter einer großen österreichischen Tageszeitung. Ich wusste zwar sehr wohl, wie wichtig es ist gesund zu sein. Doch das Thema war noch lange nicht der Mittelpunkt meines Lebens, so wie das heute der Fall ist. Im Gegenteil: Ich rauchte Pfeife, löschte meinen Durst mit eiskalten Drinks und ernährte mich hauptsächlich von Wurstsemmeln. Und ich war voll Stolz mobil: Ich hatte einen erbsengrünen Vespa-Roller. Eines Tages lautete der Auftrag meiner Redaktion: Ich sollte in der niederösterreichischen Stadt St. Pölten eine Hundertjährige interviewen. Ich rechnete damit, eine alte, gebrechliche Frau zu treffen, die schlecht hört und mit meinem Besuch kaum große Freude haben würde.

Ich war überrascht. Genau das Gegenteil war der Fall: Die Jubilarin öffnete mir selbst die Türe und bat mich mit einem freundlichen Lächeln herein. Sie stellte mich ihren beiden Söhnen und den Schwiegertöchtern sowie den Enkeln und Urenkeln vor, die an einem gedeckten Tisch saßen. Und sie hatte zahlreiche Ratschläge für meine Gesundheit zur Hand. Sie hörte sorfort, dass ich heiser war und empfahl mir: Ich müsste unbedingt daheim 3 Bratäpfel im Backrohr zubereiten und so heiß wie möglich essen. Ihr Kommentar dazu: »Es müssen genau 3 Bratäpfel sein. Keiner weiß, warum. Aber 3 Stück wirken am besten!«

Sie nannte mir noch viele Rezepte gegen Erkältungen. Und bald wurde mir klar: Diese Frau war ein Füllhorn für alte, wirksame Hausrezepte. Fasziniert hörte ich zu, was sie mir alles erzählte. Und ich werde niemals den Satz vergessen, den Sie mir spontan voller Begeisterung entgegenschleuderte: »Essen Sie Knoblauch! Essen Sie Knoblauch! Dann werden Sie auch so alt wie ich! Täglich 5

Knoblauchzehen sind mein Lebenselixier!«

Das war für mich ein Schlüsselerlebnis. Ich befasste mich damals zwar noch nicht so intensiv mit der Gesundheit, aber mehr und mehr interessierte mich dieses Thema, bis mich der Radrennweltmeister und Ernährungsfachmann Ferry Dusika vollends davon überzeugte.

Als ich dann an meinen ersten Gesundheits-Ratgeberbüchern zu arbeiten begann, erinnerte ich mich immer wieder an die hundertjährige Jubilarin. Und ich überlegte: Viele alte Menschen kennen einen riesigen Hausschatz an Volksheilmitteln. Diese Rezepte dürfen nicht in Vergessenheit geraten.

Es blieb nicht allein bei dieser Überlegung. Wann immer ich Zeit hatte, schwang ich mich auf meine Vespa und fuhr hinaus aufs Land, hinaus in Städte und Dörfer. Ich besuchte alte Landwirtinnen und Landwirte. Ich sprach mit katholischen Pfarrern und evangelischen Pastoren. Ich setzte mich in Bibliotheken von Klöstern und Gemeinden. Und ich sammelte dabei viele ungewöhnliche, oft kuriose alte Rezepte.

Dann setzte ich mich nach und nach mit Ärzten in Verbindung und besprach die überlieferten Volksheilmittel. Ich nahm in meinen Hausmittelschatz nur jene auf, die auch kritischer medizinischer Betrachtung standhalten konnten. Rückblickend muss ich sagen: Viele Rezepte unserer Vorfahren, die ich auf diese Weise zusammengetragen habe, sind heute wissenschaftlich bestätigt. Denken wir nur an den Knoblauch, an das Johanniskraut, an die Bienenblütenpollen und an den Melissengeist.

Diesen Hausmittelschatz – zumindest einen Teil davon – lege ich Ihnen in diesem Buch ans Herz. Er soll auch Ihnen die Möglichkeit geben, mit Naturrezepten viele Alltagsbeschwerden bekämpfen zu können. Aber vergessen Sie dabei nicht: All diese Rezepte können den Arzt nicht ersetzen. Sie sind aber eine wertvolle Unterstützung eines ganzheitlichen Gesundheitsprogrammes.

Mein Rat: Probieren Sie es doch einfach einmal aus!

Herzlichst Ihr

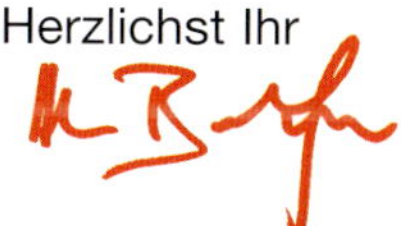

Prof. Hademar Bankhofer

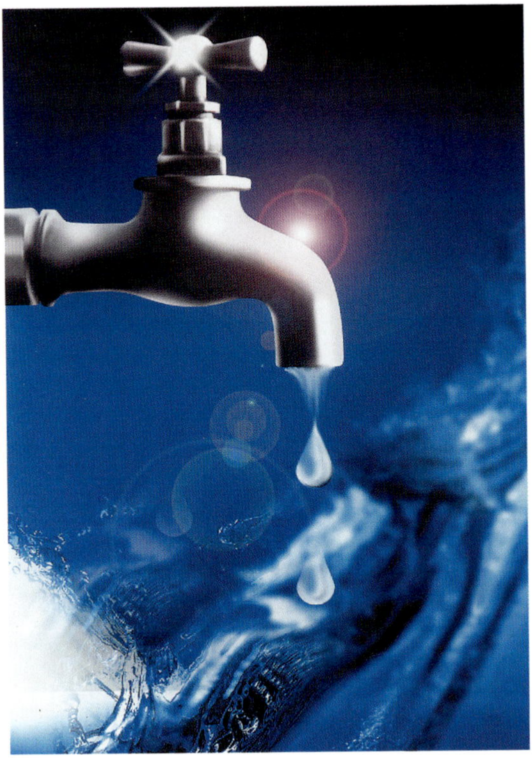

Wasser -, das beste Hausmittel

Wasser ist das preiswerteste, einfachste und beste Hausmittel, das uns zur Verfügung steht. Sie sollten das Wasser viel mehr dazu nützen, Ihr Wohlbefinden wieder herzustellen, Befindlichkeitsstörungen und Alltagsbeschwerden aus der Welt zu schaffen, um schweren Krankheiten vorzubeugen. Ich möchte Sie deshalb gleich zu Beginn mit den wichtigsten Wasser-Rezepten vertraut machen.

Das Wasser ist unser Grundelement!

Vorerst aber müssen wir wissen: Der Mensch besteht zu zwei Dritteln aus Flüssigkeit. Er kann ohne Flüssigkeit nicht existieren. Das Wasser ist somit sein Grundelement. Der Mensch braucht es, damit der Organismus in Schwung bleibt und all seine Funktionen erfüllen kann, damit aber auch Stoffwechsel-Abfallprodukte und Gifte aus dem Körper abtransportiert werden. Im Sommer ist dieses Thema besonders aktuell.

Ein erwachsener Mensch gibt in der warmen Jahreszeit täglich mit Harn und Schweiß drei Liter Flüssigkeit ab. Bei extremen Temperaturen kann das auch mehr sein. Wenn nicht sofort entsprechende Mengen an Flüssigkeit nachgeliefert werden, kommt es zu Kreislaufversagen, zu Störungen der Herz- und Bronchien-Tätigkeit. Auch Haut und Blut leiden darunter. Das bedeutet: Jeder von uns sollte täglich 3 Liter Flüssigkeit für seine Gesundheit zu sich nehmen. Die optimale Flüssigkeit dafür ist und bleibt das Wasser.

Wasser ist ein natürliches Arzneimittel.

- Wasser hat keine Kalorien und hat somit keine Auswirkungen auf das Körpergewicht.
- In Gegenden, in der es Wasser ohne zu große Umweltbelastungen gibt, kann man ohne Bedenken Leitungswasser trinken (wenn die Wasserleitungen nicht aus Bleirohren bestehen).
- In Gegenden, wo es Probleme mit dem Wasser gibt, sollte man zu jenem Wasser greifen, das aus der Tiefe kommt, in der die Welt noch in Ordnung ist. Das ist das Mineralwasser, das dem Organismus – wie der Name schon sagt – zusätzlich Mineralstoffe und Spurenelemente liefert, die für unsere Gesundheit von großer Bedeutung sind.

Über das Wassertrinken gegen den Durst hinaus erfüllt das wertvolle Nass als natürliches Arzneimittel viele wichtige Aufgaben. Probieren Sie die nachfolgenden Rezepte aus. Sie werden staunen, wie wirksam sie sind.

Übelkeit, leichter Schwindel

Trinken Sie 1/4 Liter kaltes Wasser in ganz kleinen Schlucken. Dazwischen tief ein- und ausatmen.

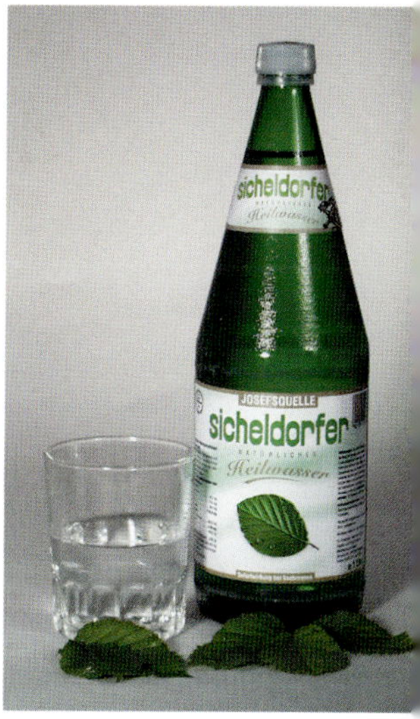

Geistige und körperliche Erschöpfung

Trinken Sie im Verlaufe von 3 Stunden 2 Liter Leitungswasser oder stilles Mineralwasser. Und achten Sie auch in den folgenden Tagen darauf, dass Sie reichlich trinken. Das Rezept hilft vor allem älteren Personen. Bei ihnen können sehr oft auch geistige Verwirrtheit und depressives Verhalten damit gebessert werden.

Kraftlos an heißen Tagen

Lassen Sie 1/4 Liter Wasser einmal aufkochen und trinken Sie es dann in kleinen Schlucken so heiß, wie Sie es vertragen können. Das ist ein uraltes indisches Rezept für mehr Vitalität an heißen Tagen.

Verstopfung

Gießen Sie abends 1/4 Liter Wasser in ein Glas und lassen Sie es zugedeckt im Raum stehen. Am nächsten Morgen trinken Sie das abgestandene Wasser mit Raumtemperatur in langsamen, kleinen Schlucken. Das bringt die Verdauung eine Stunde danach so richtig in Schwung.

1/4 Litter Wasser stoppt den Heißhunger!

Heißhunger, großer Appetit

Wenn Sie Übergewicht haben und Kilos abbauen wollen, dann ärgern Sie sich bestimmt immer wieder, weil Sie ständig Hunger haben. Der ewige Appetit macht Ihnen das Leben schwer. Dagegen können Sie mit Wasser etwas tun. Trinken Sie konsequent vor jeder Mahlzeit 1/4 Liter nicht zu kaltes Wasser in kleinen Schlucken. Noch besser ist es, wenn Sie ein paar Tropfen frisch gepressten Zitronensaft dazugeben. Studien am Linus-Pauling-Ernährungsforschungsinstitut in den USA haben ergeben: Dabei werden im Organismus ganz bestimmte Hormone freigesetzt und aktiviert, die schneller satt machen. Sie sind dann mit weniger Nahrung zufrieden.

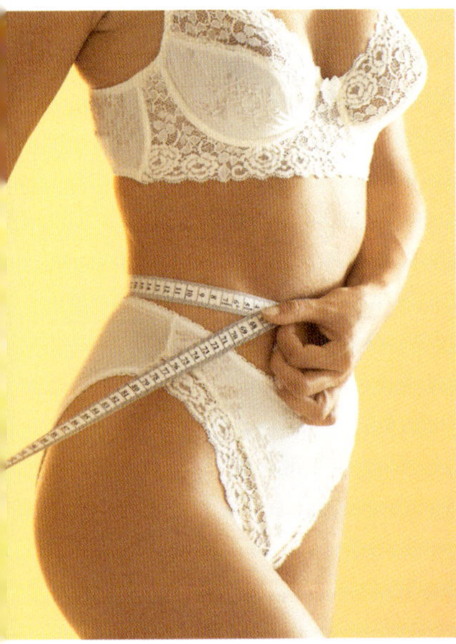

Gesund und gefahrlos abspecken

Wer Übergewicht hat, der muss wissen: Sämtliche Schadstoffe und Gifte, die aus der Umwelt in unseren Organismus gelangen, setzen sich hauptsächlich in den Fettdepots ab.

Das ist sozusagen ihr Lieblingsplatz. Wenn nun jemand mit einer Diät abnimmt und dabei zu wenig Wasser zu sich nimmt, der löst eine verhängnisvolle Reaktion aus. Die Gifte und Schadstoffe werden durch den Abbau der Fettzellen freigesetzt, können aber nicht abtransportiert werden. Also bleiben sie im Körper und wandern nun zu einem Platz, den sie ebenso sehr mögen. Und der ist – das Gehirn. Von dort aber kann der Organismus die Gifte nicht wieder wegbekommen, was im Laufe der Zeit Folgen haben kann. Daher: Beim Abspecken, bei jeder Diät – 3 Liter Wasser pro Tag.

Mit Wasser Schadstoffe ausleiten!

Juckreiz im Flugzeug

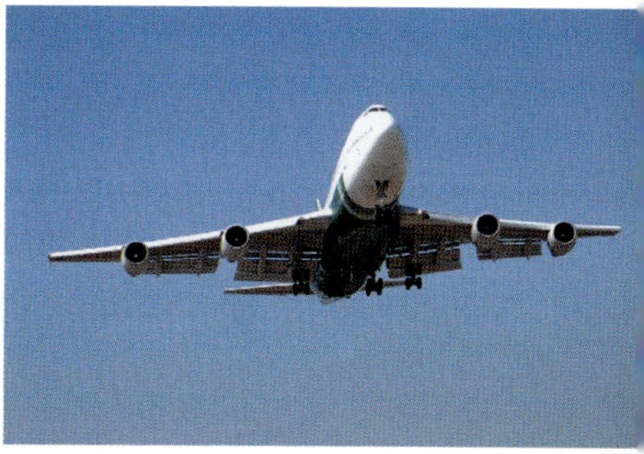

In der Reisezeit erleben das viele von uns: Während eines Langstreckenfluges bekommen Sie einen furchtbaren Juckreiz am ganzen Körper und leiden viele Tage darunter. Die Ursache ist die trockene Luft im Flieger.

Daher sollten Sie schon Tage vor Antritt der Flugreise reichlich Wasser trinken – auch während des Fluges. Sehr oft lässt sich auch Juckreiz im Alltag mit reichlich Wassertrinken in den Griff bekommen.

Falten im Gesicht

Berühmte weibliche Filmstars bestätigen es immer wieder. Erfahrene Kosmetikfachleute wissen es: Wenn Frauen in die Jahre kommen, dann dürfen Sie niemals »austrocknen«. Sie müssen täglich bis zu 2 Liter Wasser trinken. Dadurch bleibt das Hautgewebe jung und straff. Die Faltenbildung wird stark gebremst. Äußerlich sollten Frauen zusätzlich mehrmals täglich mit frischem Wasser die Gesichtshaut benetzen.

Mehr trinken – straffere Haut!

Nierenstörungen vorbeugen

Die Deutschen und Österreicher sind ein Volk der Kaffeetrinker. Kaffee ist – das haben viele wissenschaftliche Studien inzwischen nachgewiesen – nicht gesundheitsschädlich. Aber dennoch – wenn man nicht richtig damit umgeht – kann er zu Nierenproblemen führen. Dasselbe passiert übrigens auch mit Schwarztee. Und Wasser kann vorbeugend vor diesem Problem bewahren.

1 Tasse Kaffee + 1 Tasse Wasser!

Was wenige wissen: Wer 1 Tasse Kaffee oder Schwarztee trinkt, der scheidet danach 2 Tassen Flüssigkeit aus. So sehr entwässern diese Getränke. Trinkt nun jemand 1 Liter Kaffee pro Tag, dann scheidet der Körper 2 Liter Flüssigkeit aus. Dieses Flüssigkeitsdefizit macht mit der Zeit den Nieren schwer zu schaffen. Und so verhindert man das: Nach jeder Tasse Kaffee oder Schwarztee sollten Sie 1 Tasse Wasser trinken.

Stressbelastung

Wer beruflich oder privat in Stresssituationen gerät, der belastet damit Herz und Kreislauf. 1/4 Liter Mineralwasser, das hohe Mengen am Mineralstoff Magnesium enthält, kann hier Abhilfe schaffen. Das Magnesium stärkt die Nervenzellen gegen die Stresshormone Adrenalin und Noradrenalin.

Die einfachste Entschlackungskur

Wer im Sommer oder Herbst den Körper entschlacken möchte, der braucht dazu keinen teuren Aufenthalt in einem Kurhaus, sondern lediglich Wasser. Trinken Sie tagsüber von 8 Uhr morgens beginnend zu jeder vollen Stunde 1/4 Liter stilles Mineralwasser.
Sie müssen dann sehr oft aufs Örtchen laufen. Aber dabei werden riesige Mengen an Stoffwechselschlacken aus dem Körper ausgeschieden.

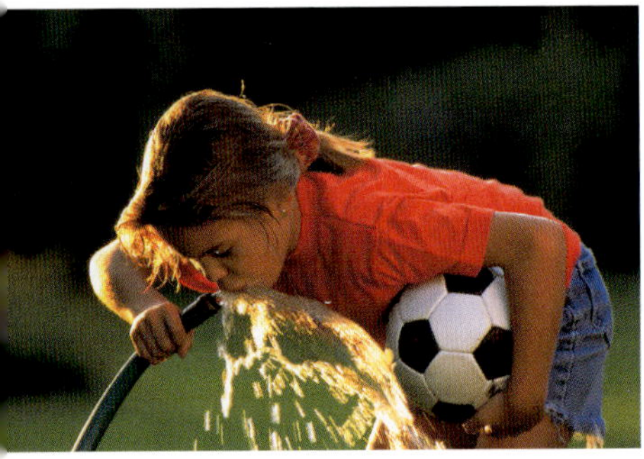

Leistungsabfall beim Sport

Viele von uns betreiben mit Begeisterung Freizeitsport und merken eines Tages, dass ihre Leistung nachlässt: Trinken Sie ab sofort vor Ihrer sportlichen Tätigkeit 1/2 bis zu 1 Liter Mineralwasser, am besten eines mit der Bezeichnung Natrium-Hydrogen-Karbonat. Sie können dann Ihre Leistung um 10 bis 20 Prozent steigern. Die wissenschaftliche Erklärung: Mit dem Wasser wird der Zeitpunkt der Lactatazidose hinausgeschoben. Den Muskeln fehlt nicht so bald der zur Verbrennung nötige Sauerstoff.

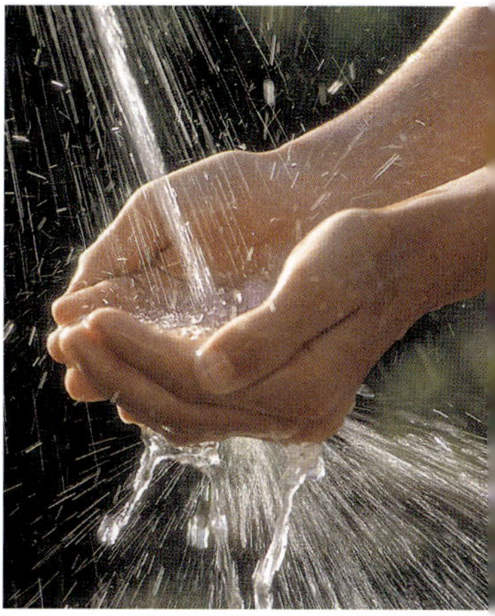

Kopfschmerzen in der Sonne

Wenn Sie in der Sonne wandern oder wenn Sie am Strand in der Sonne liegen, und Sie bekommen plötzlich Kopfschmerzen oder es wird Ihnen übel, dann trinken Sie 1/2 Liter Wasser, ganz langsam. Sie werden sich schnell wieder besser fühlen.

Schlapp durch die Sommerhitze

Halten Sie jede Stunde den Puls beider Hände unter das laufende kalte Leitungswasser. Bloß 2 Minuten lang.

Kreislaufstörungen: Kneipp hilft

Wer morgens oder tagsüber an Kreislaufstörungen und niedrigem Blutdruck leidet, der sollte in der Badewanne oder in der Duschwanne 30 Zentimeter tief kaltes Wasser einlassen und darin mehrere Sekunden mit nackten Füßen im Storchenschritt umhergehen. Man kann außerdem auf diese Weise den Körper sehr gut gegen Infektionskrankheiten abhärten. Das ist die berühmteste Kneippanwendung.

Sommer-Erkältung

Genießen Sie ein heißes Fußbad. Füllen Sie einen Eimer mit 8 Liter Wasser, dem Sie eine Hand voll Kochsalz oder Meersalz zufügen. Nach 15 Minuten Fußbad die Füße gut abtrocknen und zu Bett gehen. Das Rezept hilft auch nach Wanderungen gegen müde, schmerzende Füße.

Man erwärmt damit auch den Rachenraum.

Migräne: Wieder hilft Kneipp

Gießen Sie kaltes Wasser in einen Eimer. Dann setzen Sie sich hin und tauchen zuerst den rechten, dann den linken Fuß ein. Nachdem beide Füße 40 Sekunden im Wasser waren, heraus damit und gut abtrocknen.

Kneipp hilft bei vielen chronischen Beschwerden.

Ein kaltes Fußbad hilft auch gegen geschwollene Beine, Nasenbluten, Venenprobleme und Darmträgheit.

Verboten ist ein kaltes Fußbad bei Blasenleiden und Unterleibsproblemen.

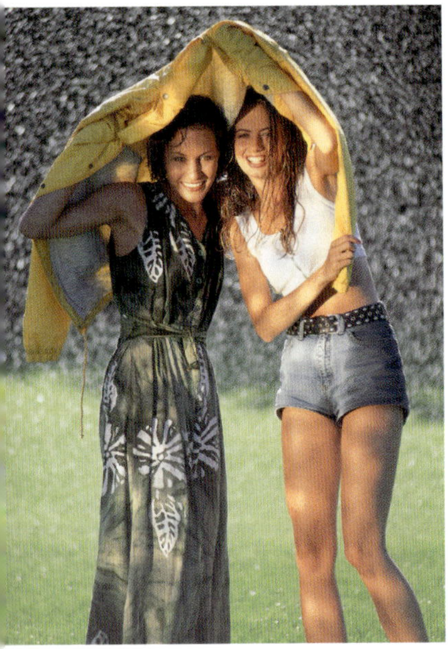

Schweißausbrüche

Bei übermäßigem Schwitzen im Sommer oder bei Wechseljahrbeschwerden das ganze Jahr über kann eine Dusche helfen. Aber keine kalte oder gar eiskalte, wie viele denken. Ideal: eine lauwarme Dusche.

Nach einer Erfrischung unter einer eiskalten Dusche bekommt man erst recht wieder Schweißausbrüche.

Nackenverspannungen

Gehen Sie unter die Dusche und lassen Sie den sehr warmen oder heißen Wasserstrahl auf den Nacken auftreffen. Massieren Sie sich dabei. Das schafft schnelle Erleichterung.

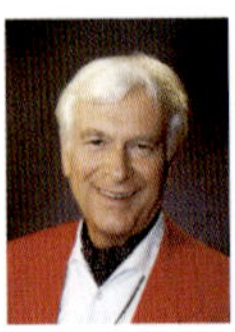

Prof. Bankhofers Super-Tipp:

Sie sehen: Mit Wasser kann man gegen viele gesundheitliche Probleme erfolgreich vorgehen. Es ist und bleibt Lebenselixier und Hausmittel zugleich ...

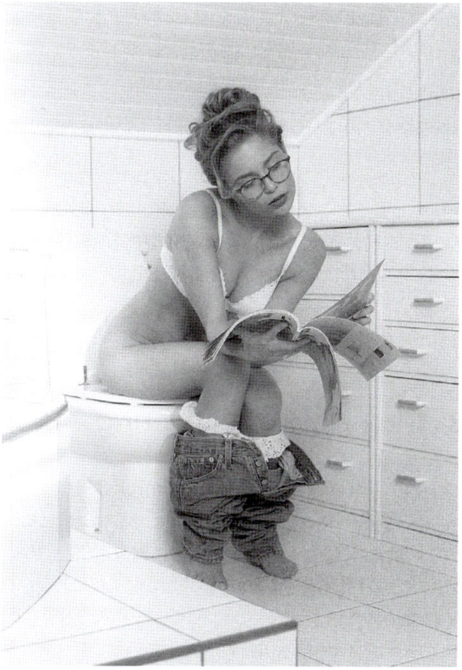

Die besten Hausmittel gegen Verstopfung

Eine erschütternde Bilanz: Viele Menschen leiden an einem gravierenden Verdauungsproblem – sie haben Verstopfung. Dauert das Problem zu lange, kann das im Laufe der Zeit zu Magen- und Darmkrebs, zu Hämorrhoiden, Erkrankungen der Galle, der Leber und der Nieren, zu Diabetes und Herz- und Kreislaufproblemen führen.

Doch allein die Tatsache einer vorhandenen Verstopfung bringt den Betroffenen viel Leid: häufige Kopfschmerzen, Übelkeit, Leibschmerzen, Müdigkeit, Lustlosigkeit, Leistungsabfall, verstärkte rheumatische Schmerzen.

Verstopfung kann Kopfweh auslösen!

Die meisten Menschen, die an Verstopfung leiden, machen 2 gravierende Fehler:

- Entweder tun sie gar nichts dagegen.
- Oder sie greifen zu Abführ-Medikamenten, ohne überhaupt zuvor mit einem Arzt zu sprechen. Die meisten Abführmittel stören den Kaliumhaushalt des Organismus. Der Mineralstoff

Kalium ist aber wiederum für die Verdauung wichtig. Also gerät der Betroffene in einen Teufelskreis und braucht immer mehr Mittel. Damit werden die Darmmuskeln geschädigt.

Dabei ist es einfach, die Verstopfung aus der Welt zu schaffen.

Ich habe gemeinsam mit erfahrenen Ärzten, Ernährungsfachleuten, Naturheilexperten und Medizinwissenschaftlern ein Programm gegen die Verstopfung zusammengestellt. Tausende Menschen haben die Therapien getestet, sind begeistert, wurden gesund.

Bewegung regt den Darm an!

Und hier die 6 Verdauungstricks gegen Verstopfung und für ein gesünderes Leben:

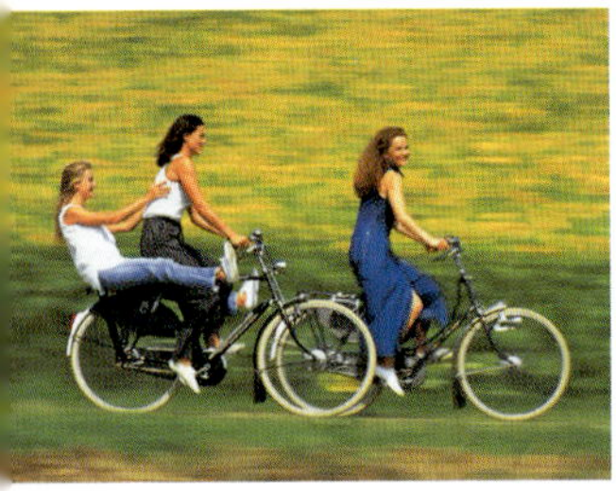

Verdauungs-Trick Nr. 1 – Bewegung

Bewegen Sie Ihren Körper regelmäßig beim Radfahren, Schwimmen, Wandern. Ideal: Bodengymnastik morgens und abends. Zum Beispiel: Auf dem Rücken liegen, Hände in die Hüfte stützen, Beine hoch und Radfahr-Bewegungen machen. Auch Training auf dem Hometrainer fördert die Verdauung.

Verdauungs-Trick Nr. 2 – Massage

Mindestens zweimal am Tag hinlegen und sanft mit beiden Handflächen den Bauch massieren. Oder: Mehrmals am Tag vom Steißbein weg mit beiden Händen die Wirbelsäule und die Muskelflächen links und rechts davon massieren. Eine hervorragende Hilfe bei Stuhldrang, damit's klappt.

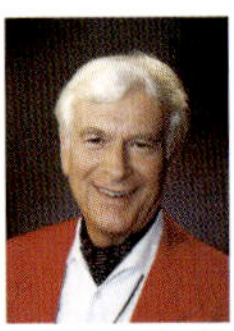

Prof. Bankhofers Super-Tipp:

Es gibt hervorragende Natur-Therapien, die rasch und nebenwirkungsfrei gegen Verstopfung helfen. Man muss sie in einem Trainingsprogramm kombinieren.

Verdauungs-Trick Nr. 3 – Wasser

Die einfachste Methode der Welt, um zu einer geregelten Verdauung zu kommen: Gießen Sie abends 1/4 Liter Leitungswasser oder

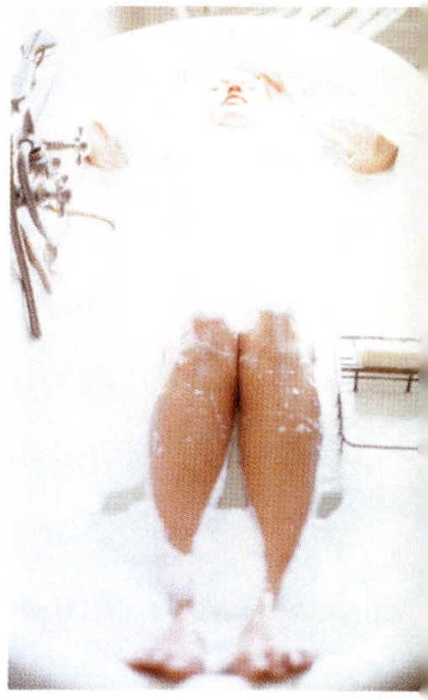

stilles Mineralwasser in ein Glas, lassen Sie es stehen und zimmerwarm werden. Am nächsten Morgen nach dem Aufstehen auf nüchternen Magen trinken. Das war lange Jahre das Geheimrezept der Hollywoodstars.
Füllen Sie eine Gummiwärmeflasche mit heißem Wasser und legen Sie sich diese mehrmals am Tag auf den Bauch. Oder: Warm und heiß duschen, dabei Rücken und Bauch mit einer Naturborstenbürste massieren. Oder: Nehmen Sie 25 Minuten lang ein heißes Wannenbad – am besten abends.

Verdauungs-Trick Nr. 4 – Matetee, Salbei und Knoblauch

Sehr bewährt hat sich auch für viele eine Kur mit Matetee (Apotheke). Das sind die getrockneten Blätter des südamerikanischen Matebaumes, die sehr viele Bitterstoffe enthalten.

Für viele das beste Mittel: Trinken Sie einige Zeit täglich 1/2 Liter Salbeitee. 1/2 Liter kaltes Wasser mit 1 gehäuften Esslöffel Salbeiblätter (Apotheke, Drogerie) zustellen, 3 Minuten kochen lassen, durchseihen, dreimal am Tag davon trinken.
Oder: Trinken Sie zweimal täglich 1 Tasse Ysoptee (Apotheke, Reformladen).

Am Wiener Kaiserhof setzte man gegen Verstopfung Knoblauchtinktur ein: 250 g Knoblauch zerdrücken, mit 1 Liter Branntwein (60 Prozent) übergießen, 16 Tage verschlossen ans Fenster stellen, abseihen, in eine dunkle Flasche füllen, bei Verstopfung 10 bis 20 Tropfen einnehmen.

Die Abführdrogen Sennesblätter und Faulbaumrinde sollten möglichst selten verwendet werden.

Verdauungs-Trick Nr. 5 – Ernährung

Grundsätzlich kann man die Verstopfung erfolgreich bekämpfen oder ihr vorbeugen, wenn man regelmäßig Ballaststoffe zu

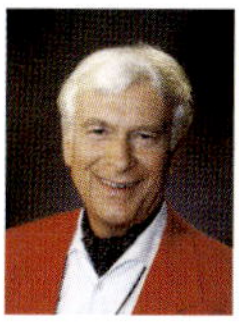

Prof. Bankhofers Super-Tipp:

Nehmen Sie morgens auf nüchternen Magen 1 Esslöffel Olivenöl mit ein paar Tropfen frisch gepresstem Zitronensaft. Ein alter Seemanns-Trick, wenn auflangen Schiffsreisen durch einseitige Ernährung die Verdauung blockiert war.

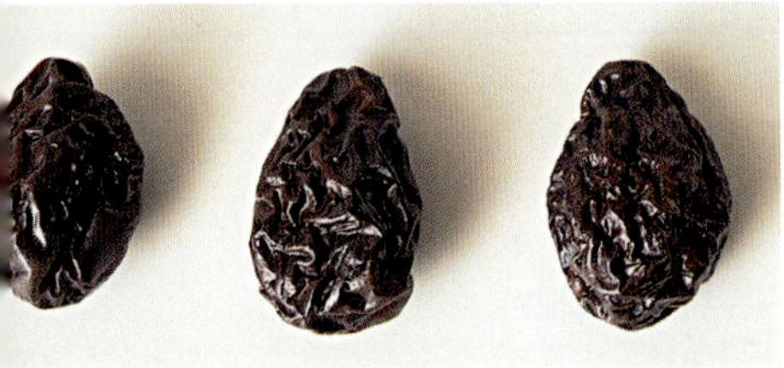

Dörrpflaumen wirken sicher!

sich nimmt, also Naturprodukte, die auch über einen Anteil an unverdaulichen Inhaltsstoffen verfügen, das den Darm in Bewegung hält. Also viel Obst und Gemüse essen, am besten roh, Vollkornbrot und Müsli genießen, aber auch sonst Vollkornprodukte essen.

Und hier die besten Spezial-Tricks aus dem Bereich der Ernährung:

- Essen Sie 1 Becher Jogurt mit 1 Esslöffel goldgelbem Leinsamen (Drogerie).
- Ebenso wirksam ist Jogurt mit 2 Esslöffeln Weizenkleie. Danach trinken Sie 1 Glas frisch gepressten Orangensaft.
- Nehmen Sie einmal täglich 1 Esslöffel Milchzuckerpulver (Drogerie).
- Weichen Sie abends 6 Dörrpflaumen in 1 Tasse lauwarmem Wasser ein, zudecken. Am nächsten Morgen trinken Sie die Flüssigkeit und essen die Pflaumen auf nüchternen Magen.
- Trinken Sie täglich 1/2 Liter Kefir-Milch.
- Essen Sie des öfteren Rhabarber-Kompott.
- Reiben Sie abends 1 Apfel, rühren Sie 100 g Magertopfen (Magerquark) und 1 Teelöffel Milchzucker ein. Essen Sie das vor dem Schlafengehen.

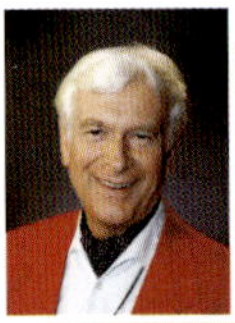

Prof. Bankhofers Super-Tipp:

Die 5 goldenen Regeln gegen Verstopfung

1. Machen Sie täglich mindestens 30 Minuten Bewegung, vor allem wenn Sie tagsüber an einem Schreibtisch sitzen.
2. Trinken Sie nur selten schwarzen Tee oder starken Bohnenkaffee.
3. Verzichten Sie auf Schokolade.
4. Kauen Sie beim Essen jeden Bissen lange und intensiv.
5. Trinken Sie niemals zu große Mengen von unverdünnten Obst- und Gemüsesäften. Das kann zu Verstopfung führen, so ungewöhnlich es auch klingt.

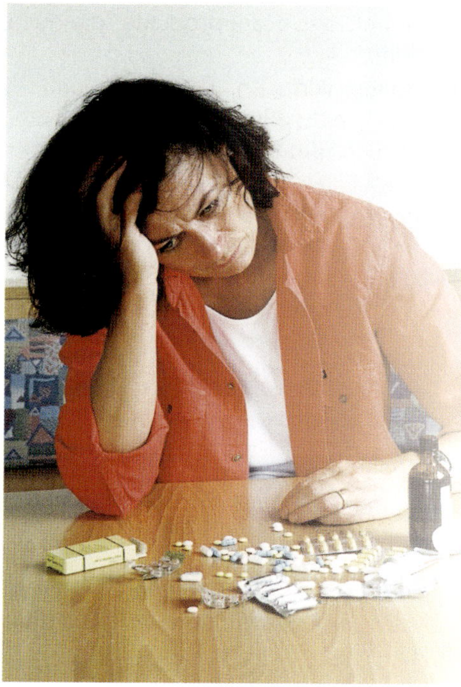

Kopfschmerz und Migräne: Der Kombi-Hausmittelschatz hilft

Viele Menschen leiden permanent an Kopfschmerz und Migräne. Sie greifen in ihrer Verzweiflung sehr oft zu starken, schmerzstillenden Medikamenten, ohne mit dem Arzt gesprochen zu haben. Die Folge: Die Schmerzen kehren allzu schnell wieder. Die Nebenwirkungen können enorm sein.

Die meisten wissen das. Sie wollen wirksame Natur-Therapien kennen lernen. Das beste Erfolgsrezept gegen Kopfschmerzen und Migräne ist das Kombiprogramm, das Zusammenspiel von mehreren Natur-Rezepten:

Unkontrollierte Schmerzmitteleinnahme ist sinnlos und gefährlich!

Natur-Therapie Nr. 1 – die Wärmetherapie

Legen Sie eine mit heißem Wasser gefüllte Wärmeflasche auf den Kopf. Lassen Sie die heiße Luft Ihres Haarföns auf die Schmerzstellen auftreffen. Tragen Sie eine warme Wollmütze.
Wirkung: Die Gefäße weiten sich, der Schmerz lässt nach.

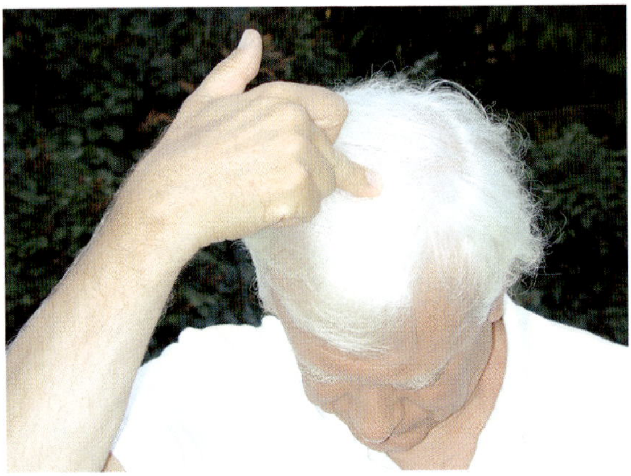

Natur-Therapie Nr. 2 – die Massage-Therapie

Massieren Sie mit den Fingerspitzen fest Nacken, Schläfen, Stirn- und Schädeldecke. Bei manchen wirkt eine Naturborstenbürste oder ein Luffahandschuh (Drogerie) besser.

Wirkung: Der Lymphstrom wird wieder aktiviert.

Natur-Therapie Nr. 3 – die Einreibe-Therapie

Massieren Sie mit bloßen Fingern an den schmerzenden Stellen Majoranöl, Pfefferminzöl, Melissengeist, Franzbranntwein-Gel oder asiatischen Tigerbalm in die Haut.

Wirkung: Die Inhaltsstoffe fördern die Durchblutung.

Natur-Therapie Nr. 4 – die Kräuter-Therapie

Kräuter kann man gefahrlos einsetzen!

Trinken Sie in kleinen, langsamen Schlucken Melissentee, Basilikumtee, Ingwertee, Majorantee, Baldriantee oder Lavendeltee. Jeweils 1 Teelöffel mit 1 Tasse kochendem Wasser überbrühen, 8 Minuten ziehen lassen, durchseihen.
Oder: 5 Tropfen Lavendelöl auf 1 Stück Zucker im Mund zergehen lassen.

Wirkung: Kräutersubstanzen beruhigen von innen.

Natur-Therapie Nr. 5 – die Mineralstoff-Therapie

Versorgen Sie sich mit Magnesium: Kautabletten oder Granulat, in Wasser aufgelöst.

Wirkung: Entspannt.

Grundsätzliche Tipps:

Unbedingt zum Arzt gehen!

Bei länger anhaltenden Kopfschmerz- und Migräneproblemen unbedingt zum Arzt! Am besten alles mit dem Arzt besprechen. Rauchen einstellen. Alkohol reduzieren, ebenso Bohnenkaffee. Täglich 2 Liter Mineralwasser trinken.

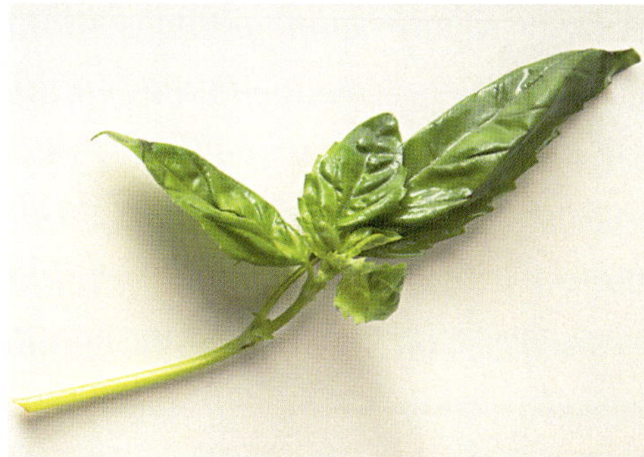

Basilikum

Das Geheimnis der Natur-Therapien:

Durch die Entspannung, Entkrampfung und Beruhigung werden die Versorgung der Zellen mit Sauerstoff und Vitalstoffen und die Entsorgung von Giften und Schlackenstoffen in Blut- und Lympfhbahnen aktiviert.

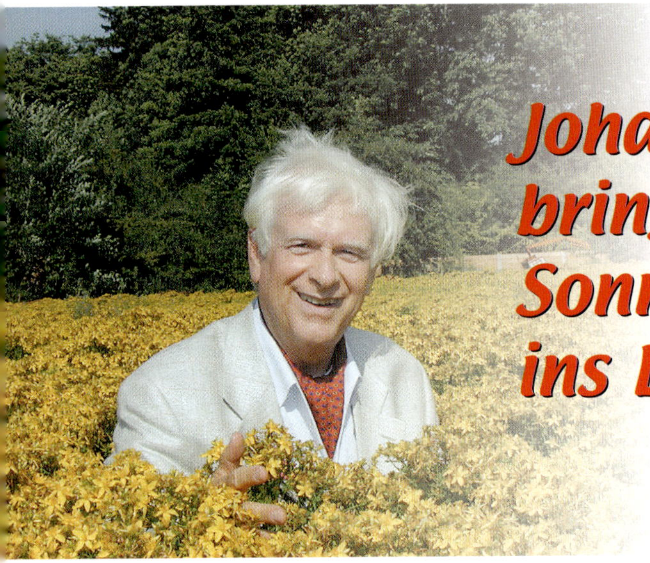

Johanniskraut bringt Sonne ins Leben

Große Hoffnung gibt es für Millionen Frauen in den Wechseljahren. Der hoch dosierte Extrakt aus der Heilpflanze Johanniskraut bringt neue Möglichkeiten und Chancen in der Behandlung vieler Beschwerden und Probleme im Klimakterium – und das nebenwirkungsfrei. Dort, wo Hormone keine Hilfe bringen, setzt die Naturtherapie mit Johanniskraut ein – mit 80 Prozent Erfolgsquote. Das ergab eine wissenschaftliche Studie in Berlin.

Johanniskraut – bestens erforscht!

Das Johanniskraut – auch Hypericum genannt – zählt zu den ältesten Heilpflanzen der Welt. Sie wurde erstmals als hilfreiche Arznei im Jahr 79 nach Christi Geburt von Plinius erwähnt. Griechen und Römer setzten sie zum Fernhalten von bösen Geistern ein. Im 13. und 14. Jahrhundert wollte man böse Dämonen damit in die Flucht schlagen.

Paracelsus schätzte das Johanniskraut gegen »doll machende Geister«. Bald darauf nannte man es bereits »Sonnenschein für die Seele«, weil man die heilsame Wirkung bei seelischen Verstimmungen erkannte.

Erst 1950 bis 1970 lieferte die moderne Medizin die ersten Erfahrungsberichte. 1979 gab es die erste kontrollierte klinische Studie.

In den folgenden Jahren wiesen zahlreiche Wissenschaftler nach, dass gegen depressive Verstimmungen anstelle von Psychopharmaka Johanniskraut-Dragees eine optimale Therapie darstellen können. Das war der Durchbruch für eine Naturarznei im Einsatz gegen psychovegetative Störungen, depressive Verstimmungszustände, Angst und nervöse Unruhe.

Johanniskraut – wirksam bei depressiven Verstimmungen …

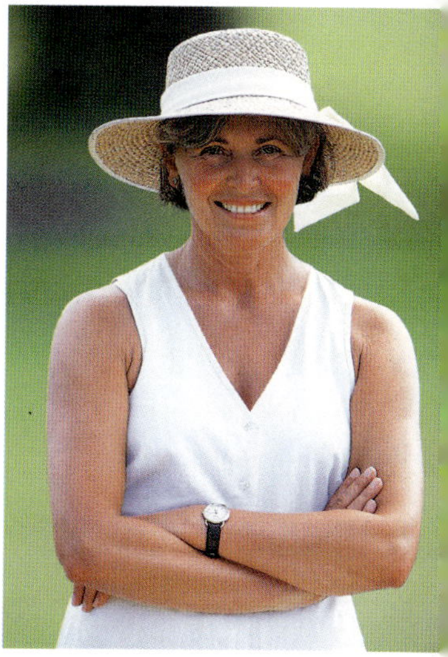

Auch Dr. Barbara Grube, Ärztin für Allgemeinmedizin und Psychotherapeutin in Berlin, startete unter Teilnahme der Selbsthilfegruppe »Depressive Verstimmungen« eine Studie mit Johanniskraut-Dragees und kam zu ähnlich überzeugenden Ergebnissen.

Dabei aber machte sie eine erstaunliche Entdeckung: Aus den Untersuchungen der weiblichen Probanden und aus Gesprächen mit Frauen ging eindeutig hervor, dass die Versorgung mit Johanniskraut-Dragees zusätzlich spektakuläre Behandlungserfolge bei Wechseljahrbeschwerden bringt.

111 Frauen im Alter von 45 bis 65 Jahren mit typischen Beschwerden in der Menopause und Postmenopause wurden 12 Wochen lang mit täglich 3 Kira-Dragees aus hoch dosiertem Extrakt aus dem Johanniskraut (Apotheke) versorgt. Sie wurden in der 5., 8. und 12. Woche intensiven Untersuchungen und Befragungen unterzogen.

… aber auch gegen Beschwerden im Klimakterium!

Hier das Ergebnis:

- Das Johanniskraut erweist sich als hervorragende Naturarznei bei psychischen und psychosomatischen Beschwerden im Klimakterium.
- 80 Prozent der behandelten Frauen bewerteten ihren Zustand am Ende der Therapie als gebessert und waren beschwerdefrei.
- Auffallend positiv wirkte sich das Johanniskraut bei folgenden Beschwerden aus: Reizbarkeit, Kopfschmerzen, Konzentrationsstörungen, Angst, innere Anspannung, Niedergeschlagenheit, Schweißausbrüchen, Schwindel, Schlafstörungen, Herzklopfen, Hitzewallungen.

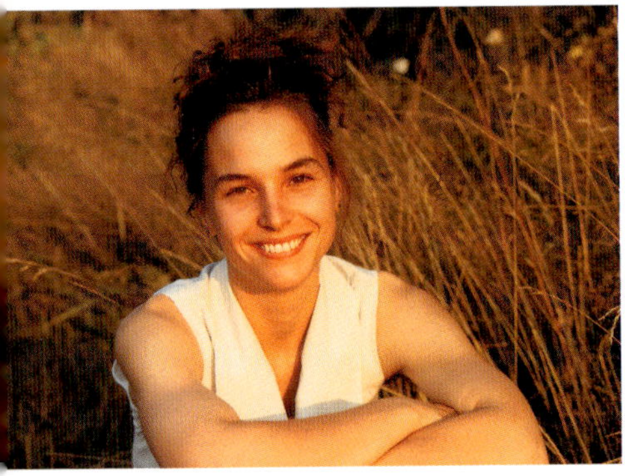

Wenn die gute Stimmung zurückkehrt, steigt auch das Selbstwertgefühl.

- Besonders überraschte bei der Studie, wie sehr das Johanniskraut das Erleben und Wiedererwachen der weiblichen Sexualität in den Wechseljahren beeinflusst. Die betroffenen Frauen fühlten sich nach der 12-Wochen-Therapie wieder körperlich attraktiv, hatten wieder ein starkes Selbstwertgefühl.

Dazu meint Prof. Dr. Thomas Rabe von der Universitäts-Frauenklinik Heidelberg: »Nicht alle Stimmungsveränderungen der Frau sind im Klimakterium auf einen endogenen Hormonmangel zurückzuführen. Das trifft vor allem auf die depressiven Verstimmungen und ihre Folgeerscheinungen zu.«

Und Dr. Barbara Grube ergänzt: »Menschliches sexuelles Erleben ist von der Höhe des Hormonspiegels oder von der Wirkung der Hormone nur wenig abhängig.«

Die Studie in Berlin wurde mit dem hoch dosierten so genannten methanolischen Extrakt aus dem Johanniskraut durchgeführt. Bei der Studie wurde der Extrakt in Form von standardisierten Kira-Dragees eingesetzt.

Man weiß genau, wie der Johanniskraut-Extrakt im Organismus wirkt: Er führt zu einer Verbesserung der Nervenfunktion, zu einer Erhöhung der Noradrenalin-Konzentration und zu einer Erhöhung der Serotonin-Konzentration. Das alles zusammen bringt die stimmungsaufhellende Wirkung.

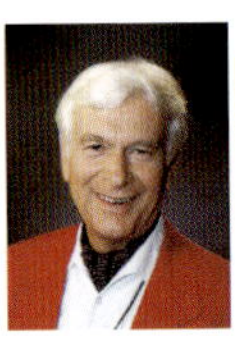

Prof. Bankhofers Super-Tipp:

Die Hormon-Therapie, die Millionen Frauen in den Wechseljahren wertvolle Hilfe und Erleichterung bringt, deckt nicht das komplette Gebiet der Befindlichkeitsstörungen und Beschwerden ab. Hier kann das Johanniskraut zu einer sinnvollen Ergänzung werden.

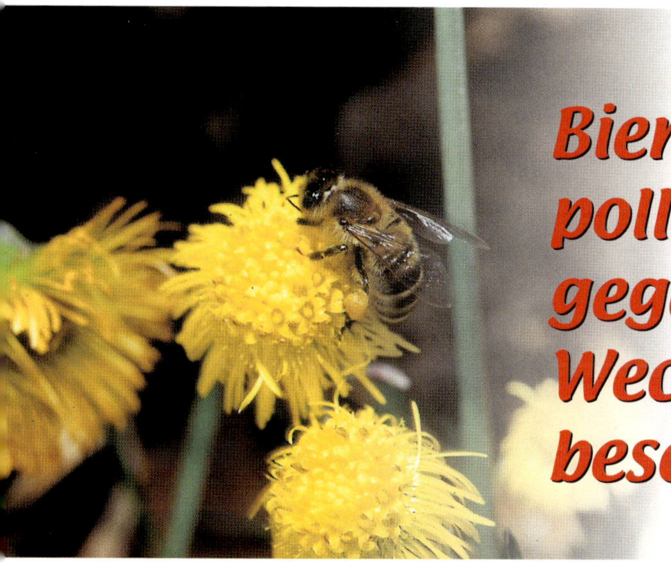

Bienenblütenpollen gegen Wechseljahrbeschwerden

Zu den üblichen Befindlichkeitsstörungen im Wechsel kommt die drohende Gefahr der Osteoporose und eines zumeist erhöhten Cholesterinspiegels. Die Medizin setzt Hormone ein. Allerdings lehnen viele Frauen Hormongaben ab. Und auch Ärzte haben mitunter Bedenken, bestimmten Patientinnen Hormone zu verabreichen. Bisher konnte diesen Frauen nicht geholfen werden. Jetzt gibt es interessante Hilfe aus der Natur. Die Lösung ist Melbrosia aus dem Bienenstock, eine hochwertige Mischung aus fermentierten Bienenblütenpollen und Gelee royale.

Nicht alle Frauen können Hormone nehmen!

Frauen mit typischen Wechseljahr-Beschwerden geraten beruflich und privat in die größte Krise ihres Lebens, gezeichnet durch ein seelisches Tief, durch Schmerzen und ein deutlich geschwächtes Immunsystem. Ohne Hormongaben bedeutete das bisher ein jahrelanges Martyrium ohne kalkulierbares Ende.

Es gibt eine faszinierende Natur-Therapie, die hier gezielt einsetzt. Der deutsche Frauenarzt Dr. Werner Salomon aus Hamburg hat die bahnbrechende Entdeckung gemacht, dass den Frauen in den Wechseljahren mit den Kräften aus dem Bienenstock geholfen werden kann. Es handelt sich um die natürliche Wirkstoffkombination Melbrosia, einer speziellen Mischung aus Bienenblütenpollen mit dem Bienenköniginnenhormon Gelee royale.

Dr. Werner Salomon – angeregt von seinem Freund, dem Gynäkologen Prof. Dr. Osmanagic – versorgte zuerst einzelne Patientinnen mit den Melbrosia-Pollen. Der Erfolg war derart überraschend und verblüffend, dass der Mediziner in Hamburg eine Reihe von Patientenstudien durchführte. Insgesamt wurden bisher Studien mit über 500 Patientinnen durchgeführt.

Hier ist das überzeugende Ergebnis:

3-mal täglich Melbrosia-Pollen!

- Es handelte sich dabei um Frauen zwischen 40 und 60, die aus gesundheitlichen Gründen nicht mit Hormonen behandelt werden durften und bei denen alle anderen pflanzlichen Präparate versagt hatten.
- 60 Prozent der Frauen waren berufstätig und fühlten sich am Arbeitsplatz den Anforderungen nicht mehr gewachsen.
- Jede Frau musste während der Therapie drei Monate lang täglich 3 Kapseln mit Melbrosia-Pollen einnehmen. Jeweils nach 10, 20 und 30 Tagen erfolgten genaue Untersuchungen.
- Schon nach 10 Tagen fühlten sich die Frauen wohler, berichteten von ersten Besserungen und konnten bereits wieder problemlos schlafen.

Vor allem berufstätige Frauen im Klimakterium brauchen Hilfe!

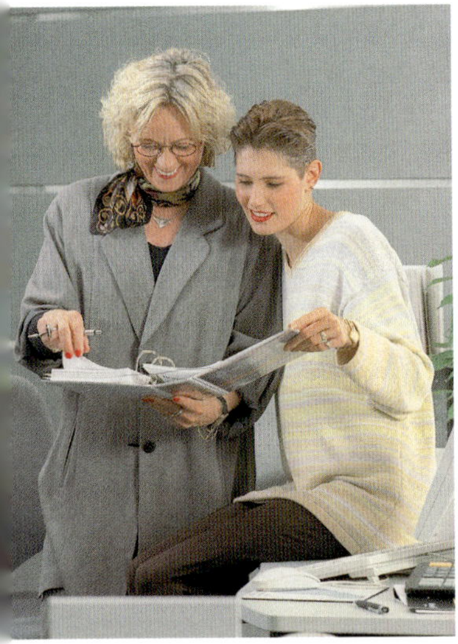

- Nach weiteren 10 Tagen erklärte ein Drittel der Frauen, sie hätten keine Hitzewallungen mehr, kein Herzjagen und keine Konzentrationsschwäche. Die übrigen Patientinnen gaben an, dass es ihnen merklich besser gehe.
- Bei der dritten und letzten Untersuchung nach 30 Tagen waren 82 Prozent der Frauen vollkommen beschwerdefrei. Alle typischen Wechseljahr-Leiden waren weg. Bei den übrigen Frauen waren zwar nicht alle Beschwerden restlos beseitigt, doch auf ein erträgliches Mindestmaß reduziert.

Dr. Werner Salomon meint dazu: »Alle meine Patientinnen mussten während der Studien die Melbrosia-Pollen regelmäßig und ohne Unterbrechung nehmen. Damit konnten sie eine geballte Ladung Vitalkraft aus der Natur tanken, die sie seelisch und körperlich wieder aufgebaut hat. Die verloren gegangenen Energien und die Liebesfähigkeit wurden damit zurückgeholt.«

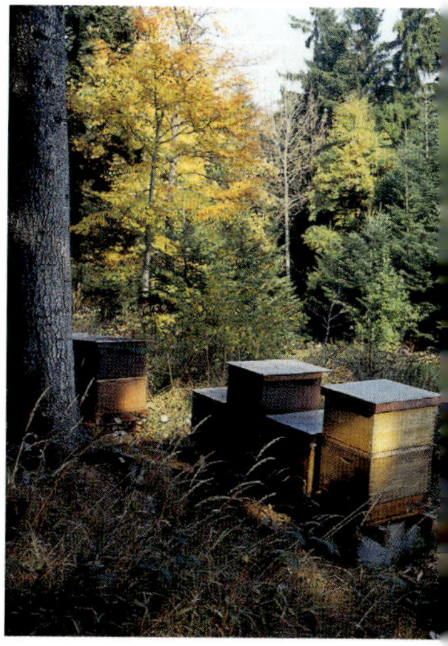

Deutliche Erfolge der Melbrosia-Therapie von Dr. Salomon: Die Frauen fanden ihre Selbstsicherheit und ihr Selbstwertgefühl wieder. Sie hatten wieder Spaß an der Liebe. Das unangenehme Austrocknen der Schleimhäute wurde gestoppt. Das gesamte Blutbild verbesserte sich deutlich.

Daraus ist zu ersehen, dass es in den Wechseljahren sehr wesentlich davon abhängt, wie sehr die Frau mit lebenswichtigen Vitalstoffen – Mineralstoffen und Spurenelementen – versorgt wird. Damit werden im Organismus Schlüsselfunktionen ausgeübt.

Von diesen wertvollen Substanzen haben die Melbrosia-Pollen in der Tat viel zu bieten: Sie enthalten die Vitamine A, D, E, B1, B2, B4, B5, B6, B12, Niacin und Vitamin C, weiters essentielle Aminosäuren, die Mineralstoffe und Spurenelemente Kalzium, Kalium, Magnesium, Kupfer, Phosphor, Eisen, Mangan, Zink, Kobalt, Schwefel, Selen und Silizium. Das alles sind auch wertvolle Substanzen zur Stärkung des Immunsystems, weiters findet man darin natürliche Hormonstoffe und natürliche antibiotische Stoffe aus dem Bienenstock.

Pollen verbessern auch das Blutbild!

Melbrosia-Pollen gibt es in Kapseln in der Apotheke. Man nimmt sie mit etwas Flüssigkeit oder aber man öffnet sie und lässt das Elixier aus dem Bienenstock langsam im Mund zergehen, damit die Schleimhäute die wertvollen Substanzen intensiver aufnehmen können.

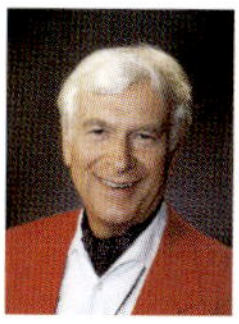

Prof. Bankhofers Super-Tipp:

Die Wirkung der Bienenblütenpollen kommt nicht von ungefähr. Es handelt sich hier um eine ungeheure Menge von aufbauenden Stoffen, welche der Frau in der schwersten Zeit ihres Lebens neue Kraft geben.

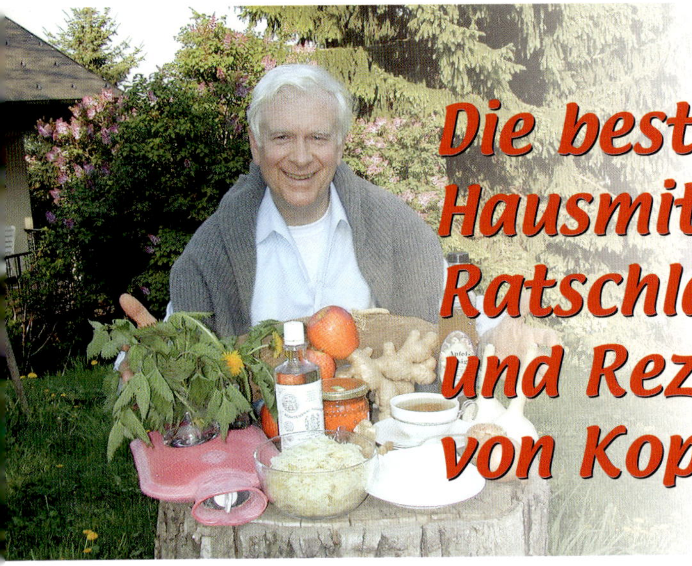

Die besten Hausmittel: Ratschläge, Tipps und Rezepte von Kopf bis Fuß

Hausmittelschatz: 30 Jahre Recherchen …

Willkommen im Hauptteil des Bandes »Hausmittelschatz«! Er ist im Grunde genommen das Ergebnis von 30 Jahren Medizinjournalismus als Buchautor und Kolumnenschreiber, von 20 Jahren Hörfunk-Einsatz und 15 Jahren intensiver Fernseharbeit. Wenn man Bücher zum Thema Gesundheit schreibt, dann hat man – im Gegensatz zu Romanautoren – viel intensiveren Kontakt mit den Lesern. Ebenso ist das, wenn man das Thema Gesundheit in Zeitungen und Zeitschriften aufbereitet, wie ich das seit vielen Jahren tun darf.

Die Menschen haben zusätzliche Fragen und schreiben spontan an die Zeitung. Noch viel intensiver geschieht dies bei Radio und Fernsehen. Denn man kann in den elektronischen Medien, wo die Sendezeit immer viel zu kurz ist, die Themen oft nur anreißen. Das macht neugierig. Interessierte Menschen haken da regelmäßig nach. Und da kommen oft sehr kluge Fragen, die für viele wichtig sind.

Als ich seinerzeit beim legendären »Radio Luxembourg« in der viel geliebten Sendung »Guten Morgen Deutschland« – moderiert von Björn-Hergen Schimpf – unter dem damaligen Hörfunk-Chef Hugo

Göke meine tägliche Sendereihe »Der Gesundheit auf der Spur« präsentierte, als ich dann beim Fernsehsender »RTL plus« – wie er sich damals nannte – auf Einladung von Prof. Dr. Helmut Thoma die Gesundheitsredaktion mit aufbaute und schließlich mein eigenes Gesundheits-Magazin »Gut geht's« bekam.
Als ich dann beim ORF mit dem Thema Gesundheit in die Lebenshilfe-Sendung »Wir« einstieg und in den letzten Jahren bei RTL Bayern meine Sendung »Spektrum Gesundheit« sowie beim Sender »TM 3 – Fernsehen für Frauen« mein Magazin »So bleiben Sie gesund!« startete, da kamen im Laufe der Zeit Berge von Karten und Briefen mit Fragen.

Und das verstärkte sich noch mehr, seit ich mit meiner Hörfunk-Sendung bei »Radio Melodie« einstieg, eine regelmäßige Ratgeber-Ecke im neuen ORF-Vorabendmagazin »Willkommen Österreich« erhielt und über etliche Jahre nun die Gesundheitstipps im ARD-Morgenmagazin moderierte.

Der Rat der Experten ist gefragt!

Zur Beantwortung der Fragen, die auf meinem Schreibtisch landen und geordnet werden, bitte ich Ärzte, Wissenschaftler, Ernährungsfachleute und medizinisch ausgebildete Naturheilexperten um Rat und Mithilfe.

Oft ist es mir möglich, meinen Zuschauern, Hörern und Lesern brandneue wissenschaftliche Ergebnisse und Erfahrungen weiterzugeben.

Jeden einzelnen Tipp für eine Sendung bereite ich gewissenhaft schriftlich vor. Da hat sich eine Menge angesammelt.

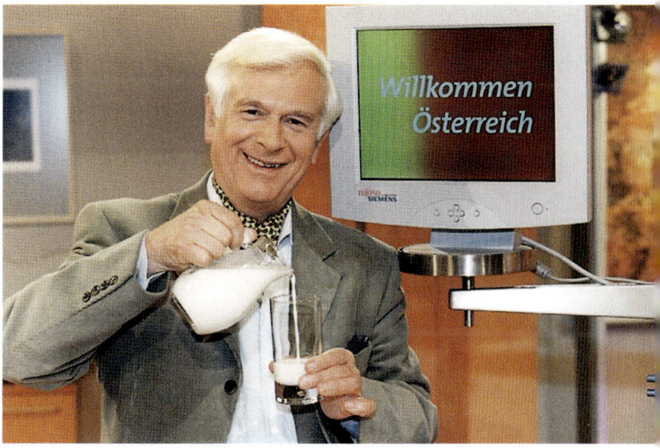

Und so ist dieser Teil des Buches entstanden. Gesundheitliche Ratschläge von Kopf bis Fuß, aufbereitet aus zahllosen Fragen, die mich im Laufe der letzten Jahre erreicht haben.

Themen, die uns alle interessieren. Ratschläge und Rezepte, die in den meisten Fällen leicht nachvollziehbar sind. Tipps für die Unterstützung der ärztlichen The-

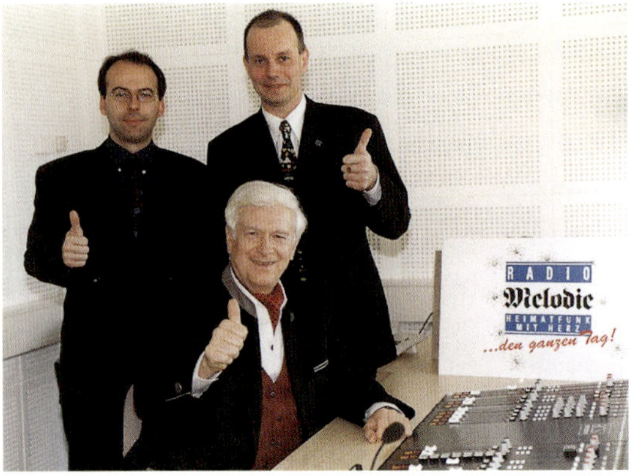

rapie, Hausmittel für leichte Befindlichkeitsstörungen und Alltagsbeschwerden, Anregungen für eine sinnvolle Gesundheitsvorsorge sowie für gesunde, ausgewogene Ernährung.

Vielleicht wird mancher bei der Lektüre fragen: Warum finde ich für bestimmte gesundheitliche Störungen eine Vielzahl von Ratschlägen und Rezepten?

Das ist ganz typisch für die Volksheilkunde, für die sanften Methoden sowie für die Ganzheitsmedizin. Nicht immer wirken bei allen Betroffenen dieselben Anwendungen. Dem einen hilft dies, dem anderen das.

Und sehr oft muss man das einfach allein oder noch besser gemeinsam mit dem Arzt herausfinden. Dieser Teil des Buches ist mir ein besonderes Anliegen. Jeder einzelne Tipp ist ein Mosaikstein für die Kunst gesund zu bleiben oder schnell wieder gesund zu werden ...

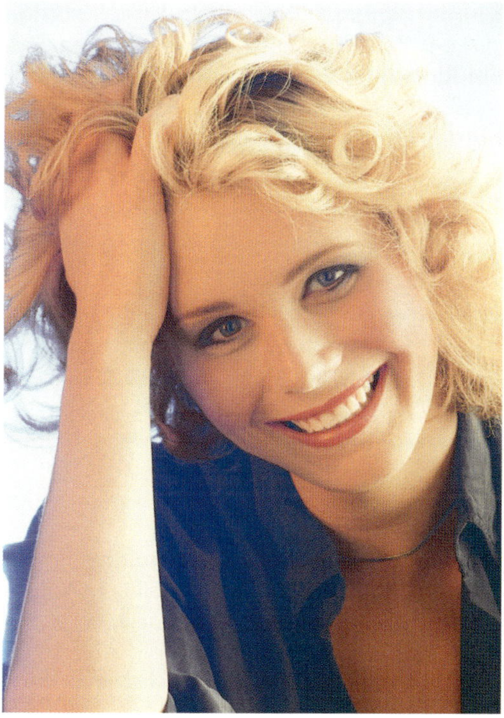

Mit Köpfchen ...

Ein altes Hausmittel: Saftkur besiegt Migräne

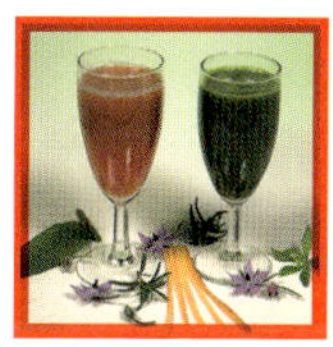

Eine Saftkur gegen Migräne kann sehr erfolgreich sein, weil das viele Trinken und die Zufuhr von Vitaminen, Mineralstoffen und Spurenelementen die Ausscheidung von belastenden Stoffwechselschlacken fördern. Wenn die Migräne wieder besonders quält, trinken Sie morgens, mittags und abends je 1/4 Liter Gemüsesaft und essen Sie nichts. Bei Hunger sind eine Portion Müsli oder ein Teller Haferschleimsuppe erlaubt. Und hier das Rezept des Saftes: 300 g Rote-Bete-Saft, 100 g Karottensaft, 100 g Selleriesaft, 30 g Rettichsaft und 2 Esslöffel Kartoffelsaft werden gemischt.

Gymnastikübungen bei Morgen-Migräne

Wenn Sie am Morgen mit arger Migräne aufwachen, probieren Sie doch ein besonderes Gymnastik-Programm gegen Morgen-Migräne. Nach dem Erwachen, bleiben Sie im Bett liegen, und zwar

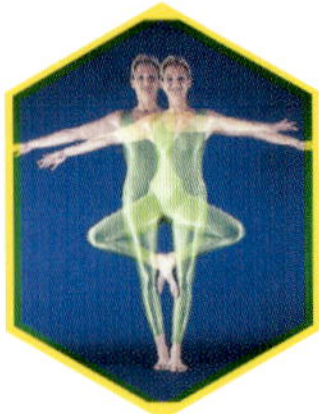

auf dem Rücken. Strecken Sie die Beine kerzengerade in die Höhe, stützen Sie die Hände in die Hüften. Und jetzt absolvieren Sie einige Minuten lang intensive Radfahrbewegungen in der Luft.

Sie haben das sicher in Ihrer Schulzeit im Turnunterricht gemacht. Auf diese Weise kann man sich die Morgen-Migräne einfach wegstrampeln. Danach massieren Sie den Nacken mit den Fingerspitzen. Legen Sie sich ein Leinentuch auf die Stirn und in den Nacken, das Sie zuvor in heißes Wasser getaucht und ausgewrungen haben.

Der bekannte deutsche Neurologe Prof. Dr. Hans Christoph Diener von der Universität Essen hat eine interessante Beobachtung gemacht. Speziell bei Frauen werden die Migräne-Anfälle seltener und vergehen mitunter vollkommen, wenn die Betroffenen regelmäßig Schwimmsport betreiben. Auch Radfahren kann helfen.

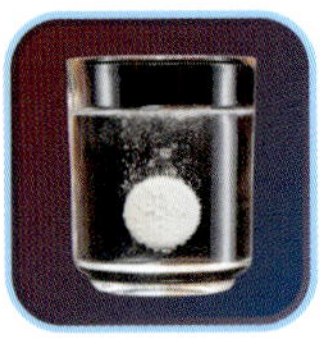

Magnesium vertreibt Migräne am Morgen

Untersuchungen der Deutschen Gesellschaft für risikofreie Therapie in Oldenburg haben ergeben, dass 82 Prozent aller Migräne-Anfälle in den Morgenstunden durch einen relativ hohen Mangel am Mineralstoff Magnesium zustande kommen.

Für eine rasche Hilfe nützt keine magnesiumhaltige Nahrung (Nüsse, Vollkorn, Soja), sondern ein Magnesium-Drink: Lösen Sie ein Briefchen Magnesium-Granulat in 1/8 Liter Mineralwasser auf und trinken Sie in kleinen Schlucken. Oder lassen Sie eine Magnesium-Kautablette im Mund zergehen.

Achten Sie darauf, dass Sie hoch dosiertes Magnesium aus der Apotheke einnehmen. Das ist bei Migräne besonders wichtig.

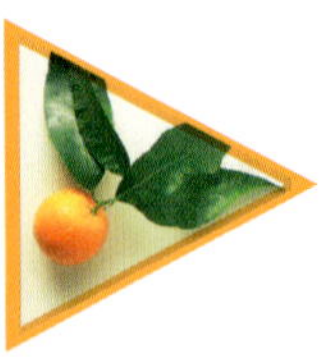

Nahrung, die Migräne erzeugen kann

Der Ernährungsforscher Dr. G. Askar hat herausgefunden, dass der Eiweißbaustein Tyrosin im Körper ein Abbauprodukt – das Tyramin – hinterlässt, welches bei sehr sensiblen Menschen Migräne auslösen kann. Reichlich Tyramin entsteht beim Konsum von Käsesorten wie Emmentaler, Camembert und Roquefort, von Avocados, Himbeeren, Bier, Chiantiwein, verdorbenen Fischen und fetten Wurstsorten.

Weitere Verursacher von Migräne können sein: Südfrüchte, Schokolade, Medikamente, vor allem Herz-Arzneien, flackerndes Licht,

Lärm, Kälte, von Zigarettenrauch verqualmte Räume, Hunger, Stress, Wetteränderungen. Sinnvoll ist es, sofort auf die Verursacher zu verzichten, vor allem auf Käse und Rotwein.

Soja, Knoblauch, Massagen: gegenKälteempfindlichkeit

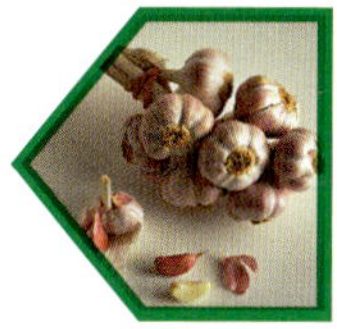

Kälteempfindliche Menschen setzen eine schaumstoffgefütterte Mütze oder eine Pelzmütze auf. Außerdem müssen Sie die Durchblutung Ihrer Kopfhaut fördern. Massieren Sie mehrmals täglich den Kopf mit beiden Händen. Massieren Sie auch besonders fest die Kopfhaut beim Haarewaschen. Essen Sie einige Zeit reichlich Knoblauch und zusätzlich Sojagerichte.
Das Lecithin der Sojabohne unterstützt die durchblutungsfördernde Wirkung des Knoblauchöls Allicin. Sie können aber auch regelmäßig Knoblauchpräparate aus der Apotheke und Drogerie sowie Natur-Lecithin aus der Apotheke einnehmen.

Schläfenschmerzen durch die Brille

Der Arzt Dr. Horst Hiusmans in Nordenham hat herausgefunden, dass vor allem ältere Patienten ihre Schläfenkopfschmerzen von schlecht sitzenden oder falsch angepassten Brillenbügeln bekommen. Wenden Sie sich bei Schläf-Kopfschmerz an Ihren Arzt und tragen Sie vorübergehend eine andere Brille, um diese Möglichkeit zu testen.

Rohe Kartoffel gegen Hitze-Krämpfe

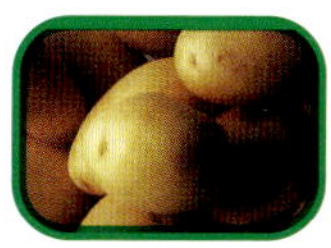

Viele ältere Menschen leiden unter Krampf-Kopfschmerzen, wenn die Temperaturen steigen. Versuchen Sie ein uraltes Hausmittel: Schneiden Sie eine rohe Kartoffel in Scheiben und legen Sie sich diese auf die Stirn. Wenn die kühlende Wirkung nachlässt, dann legen Sie neue Kartoffelscheiben auf. Der Saft der Kartoffel hat eine krampflösende Wirkung.

Propolis und Melisse gegen gespannte Kopfhaut

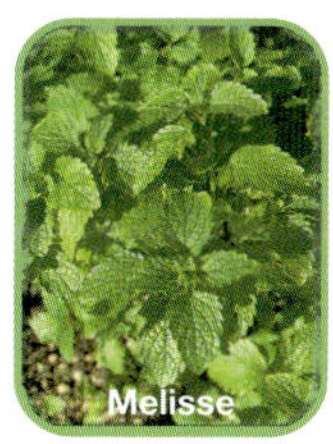

Reiben Sie die gespannte Kopfhaut regelmäßig mit Propolis-Massage-Salbe aus dem Bienenstock (Apotheke) ein. Sie können auch einfaches Weizenkeimöl (Reformladen) verwenden. Bereiten Sie sich, wenn die Kopfhaut-Spannung wieder eintritt, eine Tasse Melissentee und geben Sie 2 Teelöffel Melissengeist und 2 Teelöffel Honig dazu.

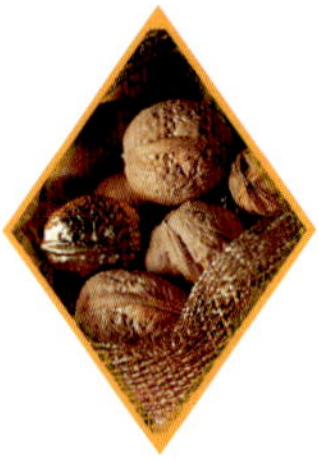

Rechenübungen stärken das Denken

Wenn man merkt, dass die Gehirnleistung nachlässt, gibt es wirkungsvolle Hausmittel: Essen Sie regelmäßig saftige Birnen und knabbern Sie Nüsse. Die Inhaltsstoffe dieser Naturprodukte sind Gehirnnahrung. Und: Lösen Sie so oft wie möglich Rechenaufgaben. Untersuchungen des deutschen Neurologen Dr. Paul Pauli haben ergeben, dass regelmäßiges Rechentraining das Gehirn aktiviert. Am besten eignen sich dafür Multiplikations-Aufgaben. Wenden Sie außerdem das Zehenreiben der japanischen Zen-Mönche an: Nach dem Aufwachen reiben Sie mit den Fingern jede Zehe einzeln und ziehen daran. Dann reiben Sie mit dem Innenrand der großen Zehe eines Fußes die große Zehe und die Fußsohle des anderen Fußes.

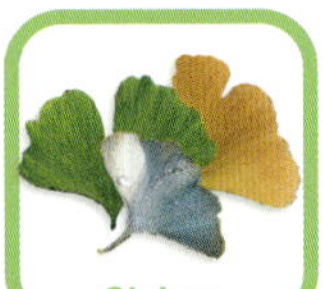

Ginkgo

Zu wenig Salz macht vergesslich

Eine Studie an der Bonner Universitäts-Klinik hat ergeben, dass Senioren, die aus Angst vor Bluthochdruck kein Salz verwenden, vergesslich werden und unter Konzentrationsstörungen leiden. Die Hirnleistung sinkt ab. Die Vergesslichkeit verschwindet, wenn wieder etwas salzreicher gegessen wird.

Britische Ärzte haben nachgewiesen, dass es dem Gedächtnis sehr gut tut, wenn man jeden Tag 15 Minuten lang ein Kreuzworträtsel löst. Parallel dazu ist es sinnvoll, mehrere Monate hindurch die Durchblutung des Gehirns mit dem Extrakt aus dem Blatt des Ginkgo-Baumes zu fördern.

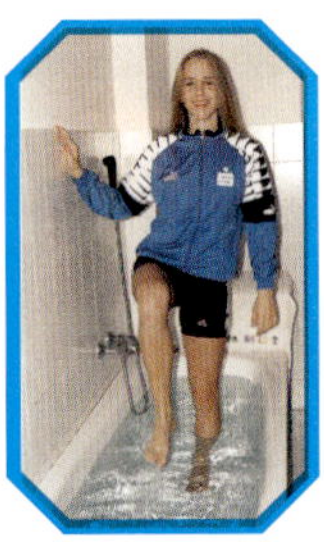

Was hilft bei Schwindelanfällen?

Schwindelanfälle können viele Ursachen haben, zum Beispiel Bluthochdruck. Eine ärztliche Untersuchung ist dringend zu empfehlen. Ein Vorschlag für den Morgen: Wassertreten nach Kneipp. Lassen Sie in die Bade- oder Duschwanne etwa 30 Zentimeter tief kaltes Wasser ein, steigen Sie etwa 20 – 30 Sekunden im Storchenschritt darin umher. Versuchen Sie es mit chinesischer Akupressur. Drücken und reiben Sie mehrmals am Tag mit den Fingern die Mitte Ihrer Fußsohlen.

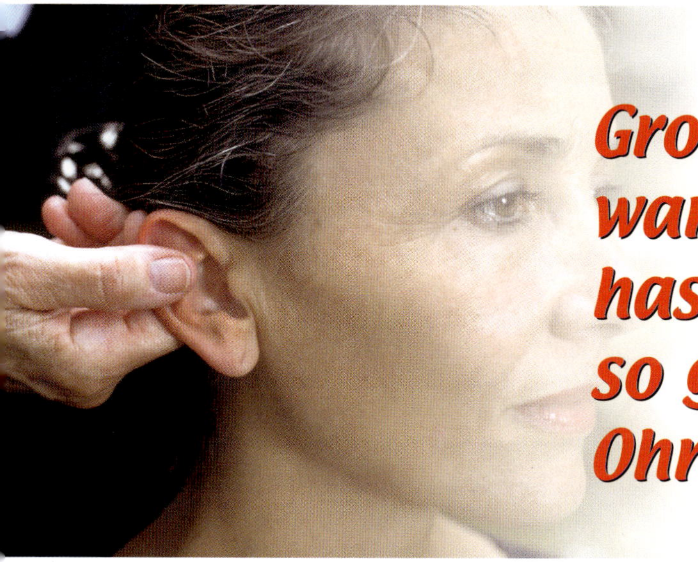

Großmutter, warum hast Du so große Ohren?

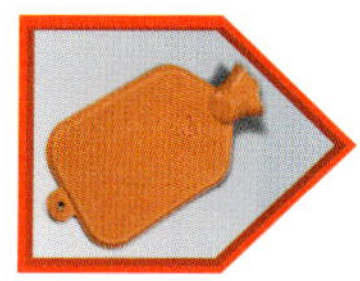

Ohrpfropfen – was hilft?

Am einfachsten ist es zweifelsohne, zum Arzt zu gehen. Er leitet warmes Wasser ins Ohr und spült den Ohr-Schmalz-Pfropfen damit heraus.
Sie können zu Hause eine Gummiwärmflasche mit heißem Wasser füllen. Dann breiten Sie ein Leinentuch darüber und legen sich mit dem verstopften Ohr darauf. Während der Nacht lässt die Wärme den Ohrpfropfen schmelzen und er fließt aus.

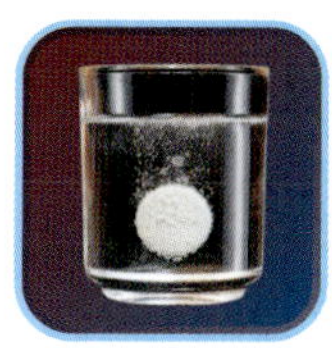

Bei quälenden Ohrgeräuschen zum Zahnarzt gehen

Wenn die traditionellen Hausmittel gegen Ohrgeräusche nicht helfen, ist ein Besuch beim Zahnarzt angebracht.

In den letzten Jahren hat sich erwiesen, dass eine schlechte Zahnstellung oder eine schlecht sitzende Zahnprothese die Ursachen für Ohrgeräusche sein können. Eine Reihe von Ärzten bestätigen auch, dass die Einnahme von Magnesium-Präparaten aus der Apotheke Ohrgeräusche mildern kann. Außerdem sollte man sich einem HNO-Facharzt anvertrauen.

Lärm kann auch das Gleichgewicht stören

An der Universität von Süd-Kalifornien in Los Angeles hat eine Studie ergeben, dass übermäßiger Lärm am Arbeitsplatz mit der Zeit nicht nur das Hörvermögen, sondern auch die Gleichgewichtsfunktion im menschlichen Organismus stört.

Entsprechende Lärmschutzmaßnahmen sind unbedingt erforderlich!

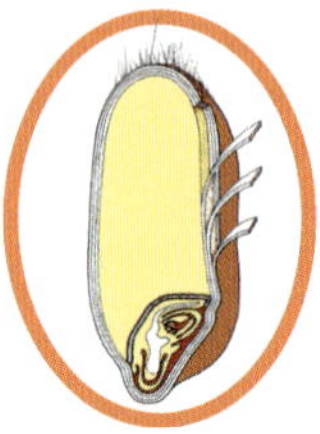

Weizenkeimöl und Schafgarbe gegen Juckreiz im Ohr

Massieren Sie bei Juckreiz die Haut rund um das betreffende Ohr mit Weizenkeimöl aus dem Reformladen. Reiben Sie aber auch Ohrläppchen und Ohrränder damit ein. Trinken Sie 10 Tage lang 1/4 Liter Mineralwasser mit 1 Kalzium-Brausetablette (Apotheke).

Brauen Sie sich Schafgarbentee. 2 Teelöffel mit 1/2 Tasse kochendem Wasser überbrühen, 10 Minuten ziehen lassen, einen Wattebausch in den Tee tauchen und auf das Ohr legen.

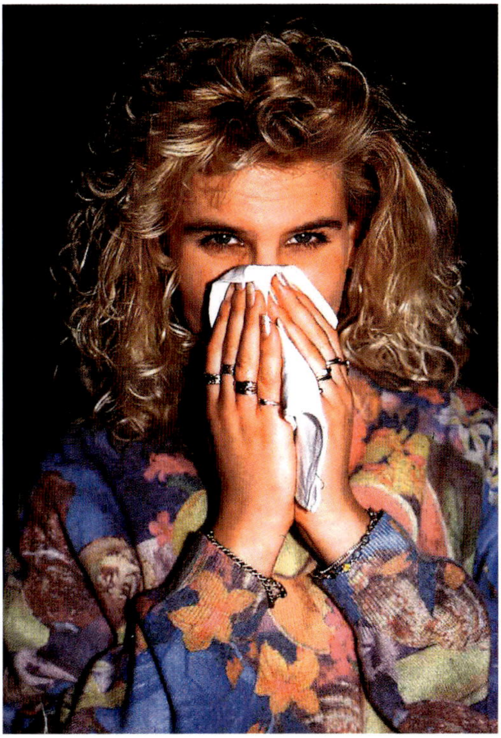

Immer der Nase nach

Apfelessig-Dampf säubert die verstopfte Nase

Ein besonders wirksames und sehr preiswertes Hausmittel ist das Inhalieren von Apfelessig-Dampf. Gießen Sie 1/4 Liter Apfelessig in einen Topf und erhitzen Sie ihn, bis er dampft. Diesen Dampf atmen Sie dann 20 Minuten lang durch die Nase ein.

Hähnchenfleisch bei Schnupfen

Es ist erwiesen, dass die regelmäßige Aufnahme von Vitamin C unsere Abwehrzellen aktiviert. Das bedeutet: Kiwis, Orangen, Grapefruits, Paprikaschoten, Sauerkraut oder Vitamin-C-Präparate (Apotheke). Eine neueste Untersuchung an der Universität Philadelphia, USA, hat gezeigt: Das Spurenelement Zink zerstört die Krankheitserreger von Schnupfen. Zink ist in interessanten Mengen enthalten in Hähnchenfleisch, Milch, Milchprodukten sowie in Vollkornprodukten. Auch die Aufnahme von leicht und schnell resorbierbarem Zink D in Tablettenform (Apotheke) bringt Erfolg.

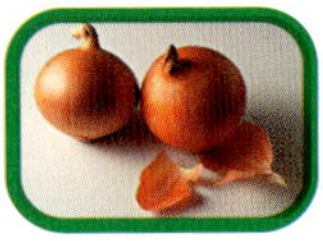

Wenn Sie einen zünftigen Schnupfen haben, bereiten Sie sich eine Woche lang jeden Tag eine Anti-Schnupfen-Suppe zu. Die gibt es nämlich! Und hier ist das Rezept: Eine gehackte Zwiebel in wenig Fett glasig anrösten. Klein geschnittene Petersilienwurzel, Selleriewurzel, eine Karotte dazugeben, 1 Liter Wasser aufgießen, auf kleiner Flamme 10 Minuten köcheln. Jetzt 1/2 Esslöffel Gemüsebrühe (Reformladen) dazugeben, etwas Thymian und eine zerdrückte Knoblauchzehe sowie eine kleine, geriebene Kartoffel. Kurz aufkochen. Eine Prise Majoran dazu, 10 Minuten zugedeckt ziehen lassen. Die heiße Suppe langsam löffeln und die Dämpfe dabei einatmen.

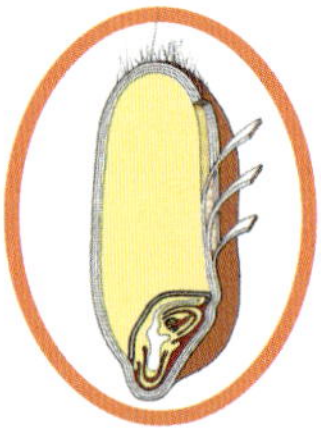

Vitamin A und E gegen »stinkenden Schnupfen«

Überwiegend junge Frauen haben manchmal einen übel riechenden Schnupfen. Ursache ist eine Nasenschleimhautentzündung mit verlegter Nasenatmung.
Reiben Sie die Nase mit Ölen ein, die reichlich Vitamin A und E enthalten (Apotheke). Spülen Sie die Nase mit einer Traubenzuckerlösung. Sorgen Sie regelmäßig für feuchte Raumluft. Erst, wenn die häuslichen Maßnahmen nicht zum Ziel führen, ist eine Operation an der Nasenhöhle zu überlegen.

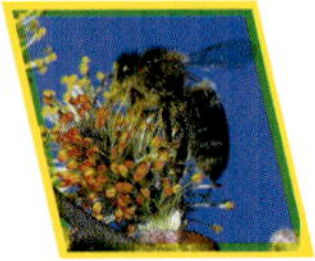

Propolis: Wunderwaffe gegen Schnupfen

Man hat nachgewiesen, dass Propolis aus dem Bienenstock, ein natürliches Antibiotikum, vermischt mit Bienenpollen, die speziell aufgeschlossen werden müssen, sehr rasch den Schnupfen abklingen lassen. Man muss einige Zeit beim ersten Schnupfenanzeichen 3-mal täglich 2 Propoliskapseln mit etwas Flüssigkeit einnehmen.

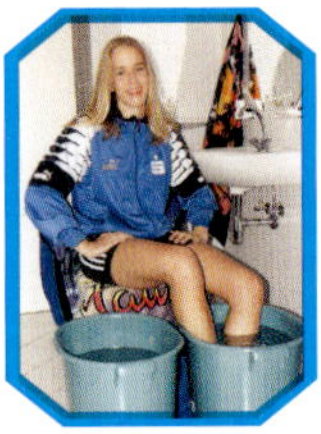

Butter und Majoran bei Nasen-Schleimhautentzündung

Nehmen Sie einige Tage lang jeden Abend ein heißes Fußbad, dem Sie 5 Esslöffel Salz aus dem Toten Meer (Apotheke) beigeben. Und: Mischen Sie 40 g ungesalzene Butter mit 8 g Honig und 6 g Saft von frischen Majoranblättern. Gut verrühren, dann die Nase und die Nasenlöcher damit einreiben. Gurgeln Sie einige Zeit jeden Morgen mit lauwarmem Salbeitee.

Dampfbäder und Bienenwaben im Einsatz gegen Polypen

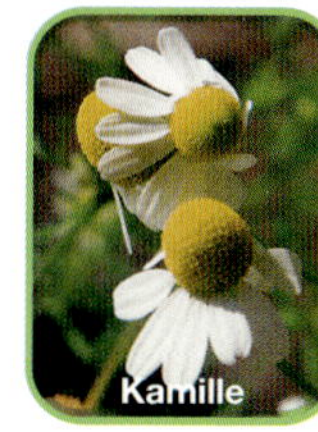

Wenn die Polypen noch nicht operiert werden müssen, kann man folgende Hausmittel versuchen: Bereiten Sie sich abends vor dem Zubettgehen Kamillen- oder Heublumentee und lassen Sie den Dampf auf Nase und Stirn einwirken. Geben Sie in 1 Tasse Wasser 1 Messerspitze Emser Salz und spülen Sie mit dieser Mischung die Nase. Und kauen Sie mehrmals am Tag ein Stück Bienenwabe (Imker, Reformladen) etwa 10 Minuten lang. Die ätherischen Öle der Wabe legen die Atemwege in der Nase frei.

Was hilft bei Geruchs-Verlust?

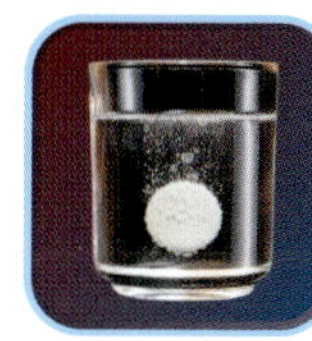

Mit zunehmendem Alter kann bei manchen Menschen ein Nachlassen des Geruchsempfindens auftreten. Es ist aber meist nur eingeschränkt und nicht ganz verschwunden. Stellen Sie das Rauchen ein und reduzieren Sie den Alkohol auf ein Mindestmaß. Trainieren Sie Ihre Geruchsnerven und schnuppern Sie täglich an einer Handvoll Anis oder Pfefferminze. Nehmen Sie einige Zeit täglich in 1/4 Liter stillem Mineralwasser 1 Multivitamin-Mineralstoff-Brausetablette ohne Zucker (Apotheke).

Das macht die Geruchsnerven oft wieder topfit. Sehr oft ist der Geruchssinn nach einiger Zeit wieder voll da, wenn man eine Kur mit dem Spurenelement Zink (Apotheke) durchführt. Es sollte aber ein Präparat mit dem besser verwertbaren Zink D sein.

Vitamin-E-Kur und Essig bekämpfen gerötete Haut

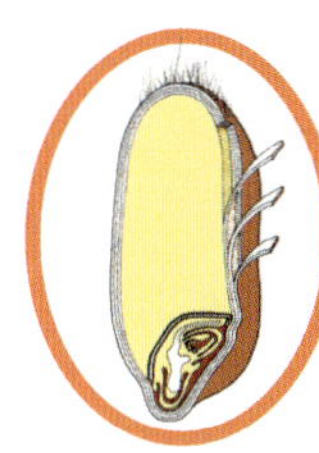

Viele Ärzte verordnen mit Erfolg eine so genannte Vitamin-E-Kur. Man reibt äußerlich die gerötete Nase mit hoch dosierter Vitamin-E-Salbe aus der Apotheke ein und nimmt einige Zeit täglich 1 Kapsel Vitamin E mit etwas Flüssigkeit ein. Zusätzlich legt man über Nacht Umschläge mit Apfelessig an.

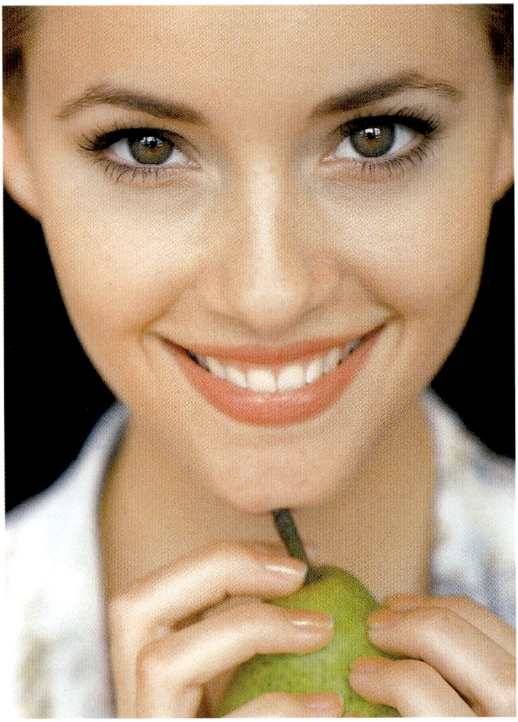

Ein strahlendes Lächeln

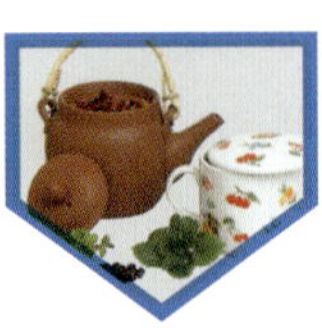

Was hilft gegen trockenen Mund?

Wenn der Mund sehr trocken ist, muss man unbedingt zum Arzt gehen. Sie könnten an einer Speicheldrüsenstörung leiden. Auch Medikamente, die Sie einnehmen müssen, könnten schuld sein. Trinken Sie täglich 2 bis 3 Liter Mineralwasser oder ungesüßten Kräutertee. Sorgen Sie für genügend Luftfeuchtigkeit in Ihren Wohnräumen, etwa 50 %.
Kauen Sie rohe Karotten, rohe Selleriewurzeln, Anis-Körner oder Gewürznelken. Auch zuckerfreier Kaugummi ist gut. Alles gute Mittel, um die Speichelbildung anzuregen. Meiden Sie Zucker und Süßigkeiten. Nehmen Sie einige Zeit täglich das Spurenelement Zink in Form einer Zink-D-Tablette (Apotheke). Nehmen Sie zwischendurch immer einen Schluck Buttermilch und lassen Sie ihn längere Zeit im Mund, ehe Sie die Milch schlucken.

Massagen und Magnesium gegen Kiefer-Sperre

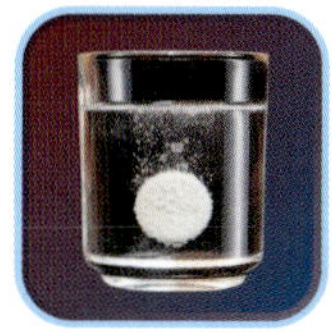

Eine Kiefer-Sperre kann sehr schmerzhaft sein, es ist ein regelrechter Krampf. Greifen Sie mit beiden Händen ganz fest an die Kinnlade und massieren Sie hier vom Ohr zum Kinn nach vorn und dann wieder zurück.
Trinken Sie außerdem in kleinen, langsamen Schlucken 1/2 Liter kaltes frisches Wasser. Und lassen Sie eine Magnesium-Kautablette (Apotheke) langsam im Mund zergehen. Das löst rasch den Krampf.

Milch schützt vor scharfen Gewürzen

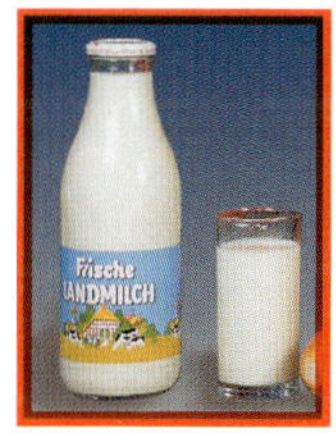

Die beste Soforthilfe gegen das Brennen im Mund, wenn das Essen zu scharf gewürzt war, schafft ein Glas Milch. Das Kasein in der Milch bindet die scharfen Substanzen, die sich an der Zunge und an den Mundschleimhäuten befinden.

Was hilft bei Entzündungen im Mund?

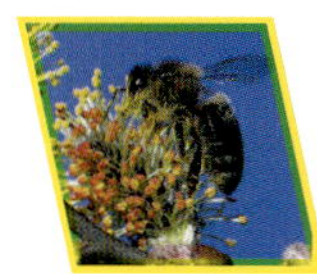

Putzen Sie nach jeder Mahlzeit Ihre Zähne, und zwar mit einer weichen Naturborstenbürste. Danach sollten Sie jedes Mal gurgeln: Geben Sie 15 Tropfen Propolis-Tinktur aus dem Bienenstock (Apotheke) in etwas lauwarmes Wasser.

Bei starker Entzündung der Mundschleimhaut sollten Sie jede Stunde damit gurgeln. Meiden Sie scharf gewürzte Speisen. Lassen Sie Ihre Zahnprothese überprüfen, ob sie gut sitzt. Wenn Sie rauchen: Sofort damit aufhören. Wenn sich zur Entzündung in der Mundschleimhaut Geschwüre bilden: Sofort zum Arzt!

Schweineschmalz und Salbeitee lindern Raucher-Brennen

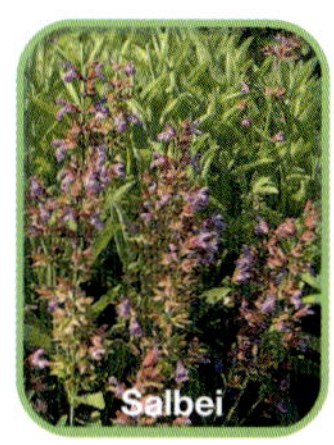
Salbei

Wenn der Mund brennt, das Rauchen sofort einstellen. Reiben Sie einige Zeit täglich die Zunge mit Schweineschmalz ein. Zusätzlich brauen Sie sich 3-mal täglich 1 Tasse starken Salbeitee und lassen Sie jeweils einen Schluck mehrere Minuten auf die Zunge einwirken.

So wird der Tee zubereitet: 2 Teelöffel getrocknete Salbeiblätter werden mit 1/4 Liter kochendem Wasser übergossen, 15 Minuten ziehen lassen. Wenn Sie den Tee nicht vertragen, können Sie ihn danach wieder ausspucken.

Was hilft gegen Mundgeruch?

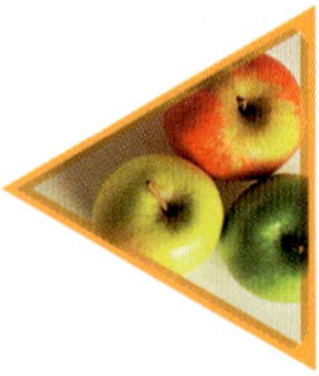

Mitunter genügt das intensive Kauen eines Apfels. Oder verrühren Sie 1 Teelöffel Apfelessig (Reformladen) in 1/8 Liter Wasser, trinken Sie davon und gurgeln Sie damit.

Trinken Sie öfter mal tagsüber 1 Tasse Heidelbeertee. Essen Sie abends ein kleines Stück Vollkornbrot mit 10 Tropfen Wacholderöl aus der Apotheke. Kauen Sie eine Kaffeebohne, etwas Thymian oder Majoran. Trinken Sie ein Glas Milch. Bei manchen hilft warme, bei anderen wieder kalte Milch. Auch ein paar Schlucke Rotwein können den Mundgeruch bannen. Gurgeln Sie mit Salbei- oder Pfefferminztee. Lösen Sie eine Zink-D-Tablette (Apotheke) in Wasser auf und gurgeln Sie damit. Zink regt im Mund die selbstreinigenden Prozesse an. Das hat eine Studie an der Universität von British Columbia ergeben. Besorgen Sie sich aus der Apotheke oder Drogerie getrocknete und zerkleinerte Kalmuswurzeln. Nehmen Sie mehrmals am Tag 1 bis 2 Stück in den Mund, kauen Sie langsam und gründlich. Was übrig bleibt, wird wieder ausgespuckt. Nehmen Sie eine Chlorophyll-Tablette aus der Apotheke ein. Oder bereiten Sie sich folgende Hausmedizin: 1 Esslöffel goldgelben Leinsamen mit 1/4 Liter Milch aufkochen. Zum Frühstück essen. Wenn der Mundgeruch über einen längeren Zeitraum permanent anhält, sollten Sie Ihren Magen untersuchen lassen. Schlechte Verdauung kann nämlich die Ursache des Problems sein.

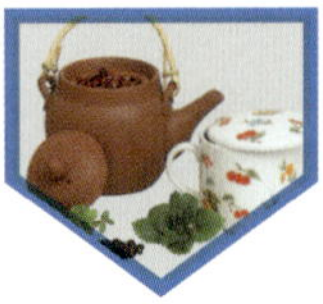

Was hilft bei aufgesprungenen Lippen?

Niemals die Lippen mit der Zunge befeuchten! Dadurch werden sie noch rissiger. Wechseln Sie die Zahnpasta. Mitunter lösen bestimmte Geschmacksstoffe Reizungen der Lippen aus. Trinken Sie tagsüber reichlich Früchtetee und benetzen Sie dabei immer die Lippen. Pflegen Sie die Lippen regelmäßig mit speziellen Lippen-Pflegestiften (Apotheke), in der Sonne mit Lippen-Sun-Blockern. Massieren Sie Propolis-Creme in die Lippen ein.

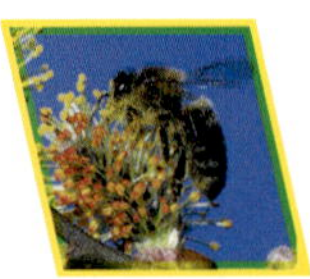

Da die spröden, aufgesprungenen Lippen oft die Folge von einem Mangel an dem Spurenelement Eisen und an Vitaminen der Gruppe B sind, sollten Sie sich einige Zeit speziell mit Naturprodukten ernähren, die davon reichlich enthalten: Petersilie, Schnittlauch, Sesamsamenkörner, Spinat, Brokkoli, Kartoffeln, Hefeflocken, Bananen, Milchprodukte, Avocados, Champignons. Verwöhnen Sie Ihre Lippen regelmäßig mit einer Kamillensalbe. Der Kamillen-Wirkstoff Bisabolol leistet hier heilende und regenerierende Dienste.

Besorgen Sie sich Weizenkeimöl aus dem Reformladen und reiben Sie sich mehrmals am Tag die Lippen damit ein. Das Vitamin E, das darin enthalten ist, belebt die Lippen neu. Sie können aber auch eine hoch dosierte Vitamin-E-Salbe aus der Apotheke verwenden.

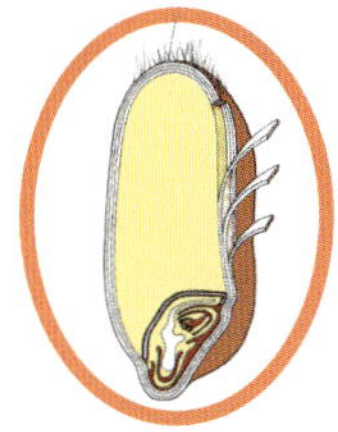

Nuss-Müsli gegen Zähneknirschen

Bereiten Sie sich jeden Tag eine Mischung aus Weizenkeimen, Hefeflocken, goldgelbem Leinsamen, Weizenkleie und gemahlenen Walnüssen zu gleichen Teilen zu. Nehmen Sie davon einige Zeit 3-mal täglich 1 Teelöffel voll und trinken Sie 1/4 Liter schwarzen Johannisbeersaft (alles aus dem Reformhaus) nach. Das Rezept stammt von Kräuterpfarrer Hermann Josef Weidinger.

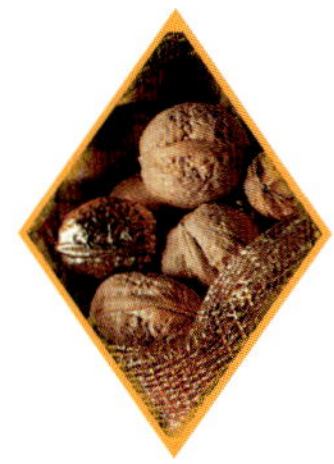

Zähneputzen nach Obst kann Karies verursachen

Jüngste zahnärztliche Forschungen in den USA haben ergeben: Nach dem Genuss von Obst und Obstsäften sollte man mit dem Zähneputzen eine Stunde warten. Geben Sie dem Speichel die Chance, dass er den durch die Fruchtsäure leicht angegriffenen Zahnschmelz reparieren kann. Wer zu früh und zu fest die Zähne putzt, kann dabei dem Zahnschmelz mehr schaden als nützen.

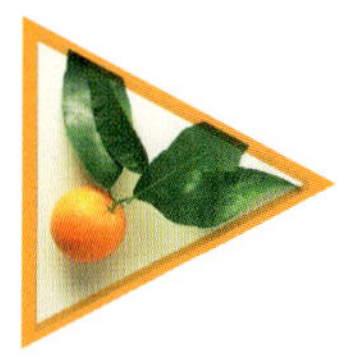

Himbeer- und Brombeersirup gegen hässliche Zahnsteinbildung

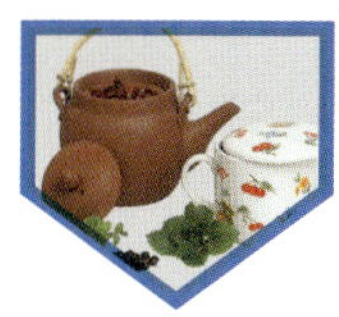

Bei vielen Menschen helfen gegen Zahnstein Himbeer- und Brombeersirup. Besorgen Sie sich aus dem Reformladen eine der beiden Siruparten, geben Sie ein wenig Obstessig dazu und lassen Sie mehrmals am Tag einen kräftigen Schluck davon im Mund. Danach sollten Sie dann jeweils die Zähne putzen und mit Käsepappeltee nachspülen. Der Zahnstein löst sich dann meist ganz rasch.

Gesündere Zähne durch Zunge-Putzen

Wissenschaftler haben erst in einer jüngsten Studie herausgefunden: Zähneputzen allein genügt im Grunde genommen nicht. Wir sollten beim täglichen Zähneputzen auch die Zungenoberfläche zart sauber bürsten. Auf der Zungenoberfläche befinden sich bei vielen Menschen Heerscharen von Krankheitserregern, die für Zahnverfall und Mundgeruch verantwortlich sind. Durch das Zungeputzen kann man die Zahl der Streptokokken beispielsweise bis zu 90 % verringern.

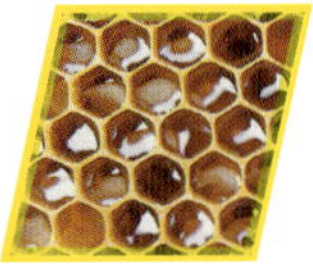

Honig hilft bei einer Zahnfleischentzündung

Geben Sie jeden Morgen etwas Honig auf den sauberen Zeigefinger und massieren Sie damit das Zahnfleisch. Sie können auch etwas Honig auf die Zahnbürste geben und dann damit massieren.

Milchzucker stärkt das Zahnfleisch und stoppt Zahnfleischschwund

Es gibt ein hervorragendes Naturprodukt, welches das Zahnfleisch stärkt und festigt und den Zahnfleischschwund stoppen oder zumindest hinauszögern kann. Es handelt sich um Milchzucker in Arzneibuch-Qualität, der aus hochwertiger Molke gewonnen wird. Sie können ihn in Drogeriemärkten und Drogerien kaufen und lassen viele Monate täglich 1 Esslöffel im Mund zergehen. Und massieren Sie Ihr Zahnfleisch täglich morgens 5 Minuten mit einer Gesundheitszahnbürste.

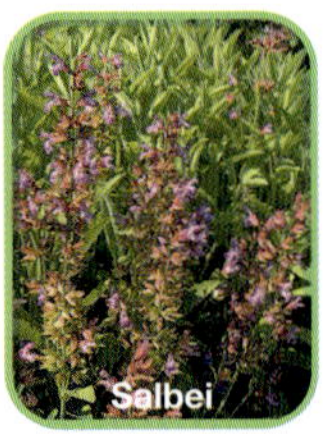

Bakterien verursachen Zahnfleischentzündung

95 % aller Österreicher und Deutschen leiden an Zahnfleischentzündung, die im schweren Stadium Parodontitis, im leichten Stadium Gingivitis genannt wird. In beiden Fällen sind Bakterien dafür verantwortlich, die sich in der Plaqueschicht auf den Zähnen ansammeln. Manche davon sondern giftige Stoffe – so genannte Toxine – ab. Und diese verursachen die Entzündung des Zahnfleisches.
Der beste Schutz dagegen: regelmäßig Zähne putzen, alle 6 Monate zum Zahnarzt, und morgens sowie nach jeder Mahlzeit mit Propolis-Tinktur oder mit einer 0,2 %-igen Chlorhexidin-Lösung (Apotheke) spülen. Es macht auch Sinn, nach einer Mahlzeit Salbeitee zu trinken.

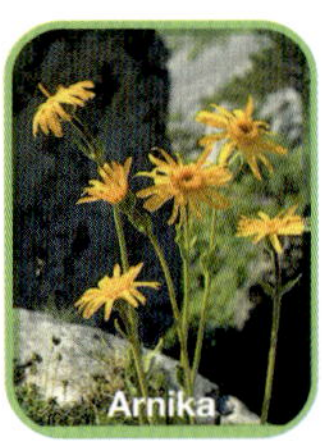

Sanddorn und Heidelbeere gegen Zahnfleischbluten

Trinken Sie reichlich Sanddornsaft und essen Sie zum Frühstück Sanddorn-Konfitüre auf Brot. Trinken Sie 3 Wochen lang 3-mal täglich 1/8 Liter naturreinen und ungesüßten Heidelbeersaft (Reformladen). Zusätzlich reiben Sie mehrmals am Tag das Zahnfleisch mit Propolis-Tinktur ein und verwenden Sie zur Zahnreinigung ausschließlich Propolis-Zahncreme (Apotheke). Spülen Sie alle 30 Minuten mit Eichenrindentee oder mit Eibischwurzeltee. Massieren Sie das Zahnfleisch mehrmals am Tag mit bloßen Fingern und tragen Sie dabei Arnika-Tinktur (Apotheke) auf. Kauen Sie öfter getrocknete Eukalyptus-Blätter (Apotheke, Drogerie) und spucken Sie sie danach wieder aus.

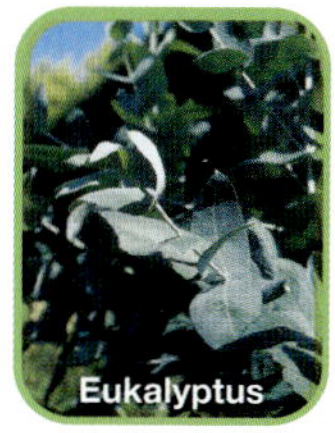

Besorgen Sie sich aus der Apotheke Vitamin-E-Kapseln, stechen Sie mehrmals am Tag 1 Kapsel auf und massieren Sie die pure Vitamin-E-Flüssigkeit mit dem Zeigefinger in das Zahnfleisch ein. Lassen Sie sich vom Zahnarzt die Zahnfleischtaschen reinigen. Das ist zwar unangenehm, aber bannt die Gefahr sicher.

Noch ein uraltes Hausmittel kann ich empfehlen:

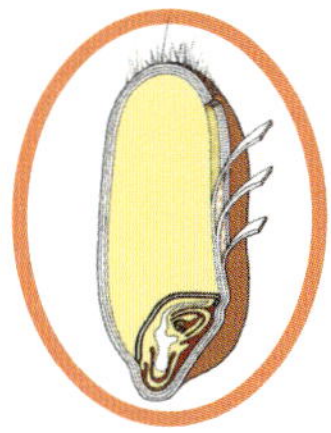

Es handelt sich dabei um eine Öl-Therapie. Sie nehmen morgens 1 Esslöffel kaltgepresstes Sonnenblumenöl in den Mund, lassen ihn geschlossen und ziehen das Öl saugend durch die Zähne. 15 Minuten lang. Dann ausspucken. Das Öl muss nun weiß und dünnflüssig sein. Jetzt müssen Sie die Mundhöhle mehrmals mit Wasser spülen, die Zähne mit einer Zahnbürste reinigen. Diese Kur stellt eine großartige Reinigung und Stärkung des Zahnfleisches dar und festigt obendrein die Zähne.

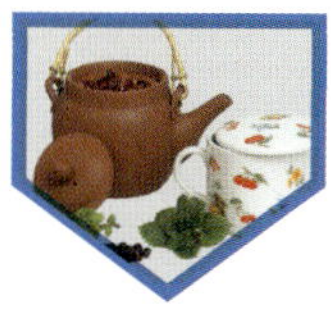

Sie sollten nach jeder Mahlzeit zur Festigung des Zahnfleisches Früchte- und Beerentees trinken und mehrmals am Tag mit Salbei- und Eichenrindentee spülen. Damit hat man an der Wiener Universitäts-Zahnklinik unterstützend beste Erfahrungen gemacht.

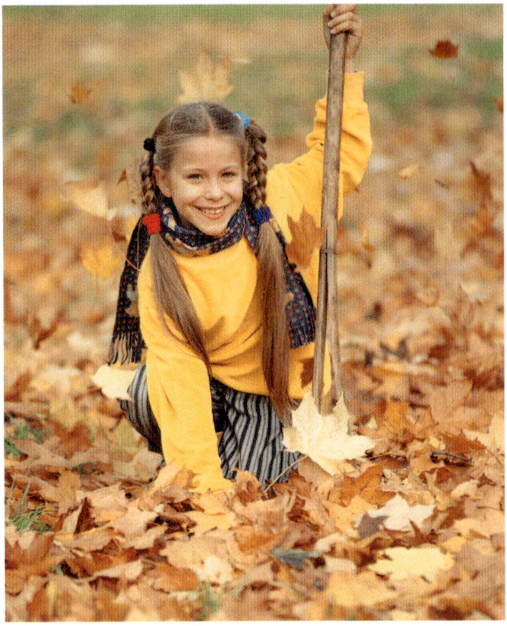

Wenn der Hals kratzt

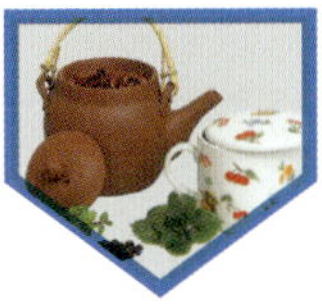

Heiße Getränke machen krank

Neueste wissenschaftliche Erkenntnisse haben längst herausgefunden, dass es falsch ist, wenn man tatsächlich »heiße« Getränke zu sich nimmt. Sie müssen lippenwarm sein. Erstens gehen in heißen Getränken die Inhaltsstoffe des Honigs und das Vitamin C der Zitrone verloren. Und zweitens werden die Schleimhäute geschädigt und sind gegenüber Viren und Keimen noch mehr geschwächt.

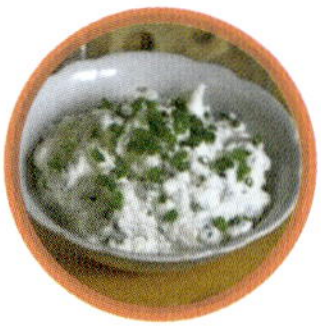

Hausmittel bei Mandelentzündung

Beim ersten Anzeichen einer Mandelentzündung lohnt es sich, Quark einzusetzen. Rühren Sie eine Handvoll zimmerwarmen Quark mit etwas warmem Wasser an, streichen Sie die Masse auf ein feuchtes Tuch und drücken Sie dieses an den Hals. Binden Sie ein Wolltuch darüber. Lassen Sie den Quark zwei Stunden einwirken. Setzen Sie sich aber dennoch bei einer Mandelentzündung mit Ihrem Arzt in Verbindung. Nur er kann entscheiden, ob ein Hausmittel oder ein Medikament jeweils die richtige Therapie ist. Nehmen

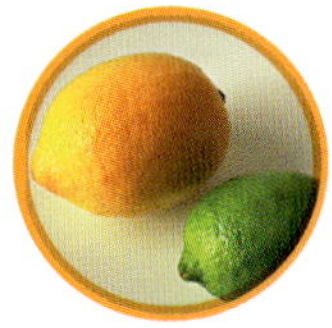

Sie jede Stunde 1 Teelöffel frisch gepressten Zitronensaft in den Mund und lassen Sie ihn 15 Minuten im Mund. Bleiben Sie 2 bis 3 Tage im Bett. Trinken Sie jeden Tag 2 Liter Flüssigkeit, entweder Mineralwasser oder Kräutertee. Damit werden die Giftstoffe im Körper abtransportiert. Die Getränke dürfen allerdings nicht gesüßt sein. Vor allem Zucker ist Bakterienfutter und kann die Krankheit verstärken. Sehr empfehlenswert sind täglich 2 Liter Kamillentee, Rosmarintee oder Thymiantee. Essen Sie ein paar Tage wenig, damit der Organismus nicht belastet wird. Ziehen Sie in jedem Fall den Arzt zu Rate, damit Sie Herz- und Kreislaufbeschwerden vorbeugen können, die von Anginaerregern und Bakteriengiften ausgelöst werden können. Nehmen Sie reichlich Vitamin C zu sich: mit Sanddornsaft, Zitrusfrüchten oder Vitamin-Präparaten.

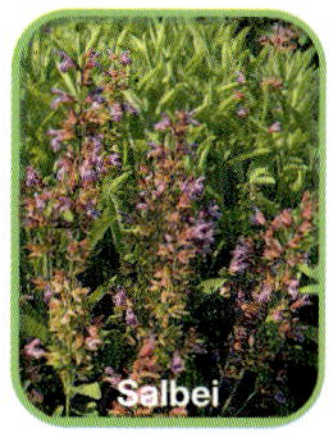

Überbrühen Sie 1 Esslöffel getrocknete Salbeiblätter (Apotheke, Drogerie) mit 1/2 Liter kochendem Wasser, 10 Minuten ziehen lassen, durchseihen, 1 Esslöffel Apfelessig und 1 Teelöffel Honig dazurühren. Damit mehrmals am Tag gurgeln.

Halsschmerzen – was hilft?

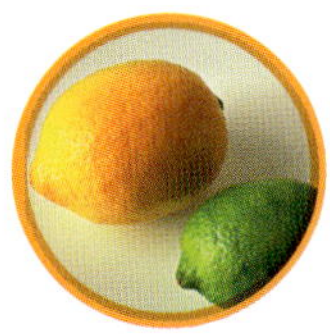

Nehmen Sie eine Woche lang in hohen Dosen Vitamin C ein. Essen Sie täglich 1 Orange, 2 Kiwis und 2 Paprikaschoten. Oder nehmen Sie täglich 1 Vitamin-C-Brausetablette ohne Zucker (Apotheke) in 1/8 Liter warmem Kräutertee. Trinken Sie mehrmals am Tag 1/4 Liter Zitronenlimonade, gesüßt mit 3 Esslöffeln Honig. Verrühren Sie zu gleichen Teilen Honig und frisch gepressten Zwiebelsaft. Nehmen Sie mehrmals am Tag davon 1 Teelöffel, lassen Sie das Gemisch langsam auf der Zunge zergehen.

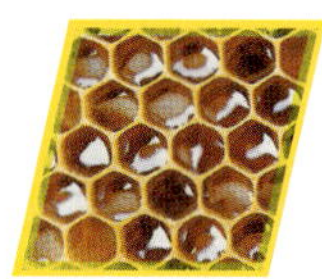

Rühren Sie 6 Esslöffel Bockshornkleesamenpulver (Apotheke) mit etwas kochendem Wasser zu einem Brei, streichen Sie diesen auf ein Tuch und pressen Sie nun damit den Brei auf die Haut des Halses, von Ohr zu Ohr. Darüber binden Sie einen Wollschal. Am besten: Über Nacht einwirken lassen.

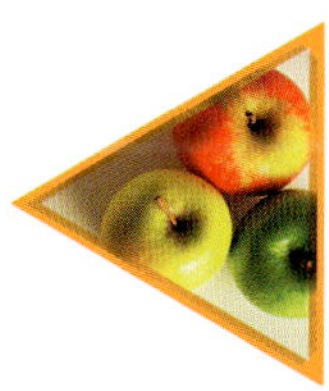

Legen Sie folgenden Umschlag auf den Hals: Rühren Sie in 1/2 Tasse heißen Apfelessig 1 Teelöffel Wintergrünöl aus der Drogerie oder Apotheke und eine Prise Cayennepfeffer ein. Tauchen Sie in die heiße Mischung ein Leinentuch, wringen Sie es aus und legen Sie es auf. Wickeln Sie ein trockenes Wolltuch darüber und lassen Sie es 45 Minuten einwirken. Essen Sie regelmäßig heiße Bratäpfel. Ihre Inhaltsstoffe helfen, Halsschmerzen zu bekämpfen.

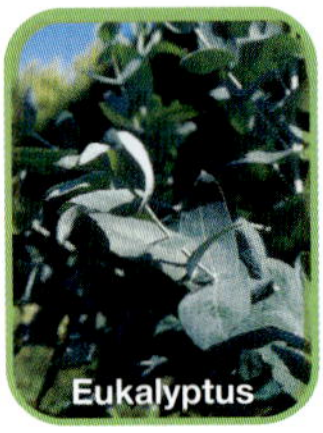

Schweineschmalz und Salbei helfen bei Kehlkopfentzündung

Bei Kehlkopfentzündung sollten Sie mit Salbeitee gurgeln. Machen Sie eine Kräutertee-Kur mit Lungenkrauttee. Trinken Sie täglich 3 Tassen.
Reiben Sie äußerlich den Hals mit Schweineschmalz ein und wickeln Sie ein Wolltuch darüber. Und inhalieren Sie regelmäßig – vor allem an kühlen Sommertagen – den Dampf von 1/4 Liter kochendem Wasser mit 30 Eukalyptus-Tropfen. Das ätherische Öl des Eukalyptus, das man in der Apotheke bekommt, wirkt überaus kräftigend auf den Kehlkopf.

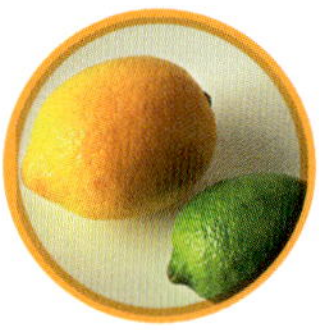

Schwarze Johannisbeeren wirken vorbeugend gegen Halsschmerzen

Sie sollten vorbeugend, aber auch zur Behandlung von Halsschmerzen regelmäßig und reichlich Vitamin C aufnehmen. Mixen Sie sich folgenden Anti-Halsschmerz-Cocktail: 4 Esslöffel schwarzen Johannisbeersaft aus dem Reformladen, 1 Esslöffel Bienenhonig, 2 Esslöffel frisch gepressten Zitronensaft. Einige Tage morgens und abends so eine Portion in kleinen Schlucken trinken. Oder trinken Sie einige Zeit jeden Tag 1/8 Liter stilles Mineralwasser mit 1 Vitamin-C-Brausetablette ohne Zucker aus der Apotheke.

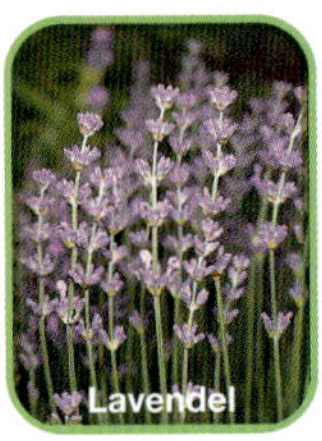

Trotz Flüsterns: Heiserkeit wird immer schlimmer

An der Berkeley-Universität, Kalifornien, USA, haben Wissenschaftler nachgewiesen: Flüstern und leises Sprechen bei Heiserkeit belasten die Stimme nicht weniger. Im Gegenteil: Mitunter schadet das den Stimmbändern noch viel mehr.
Die beste Lösung: Sie sollten einige Tage absolut nichts sprechen. Inhalieren Sie die Dämpfe von Salzwasser. Nehmen Sie Lavendelöl-Kapseln aus der Apotheke. Und legen Sie abends in der warmen Wohnung kalte Wadenwickel an. Baumwolltuch in kaltes Wasser tauchen, auswringen, um den Unterschenkel legen, darüber 2 trockene Tücher binden. Wenn der Wickel warm wird, einen neuen anlegen.

Was hilft gegen kalte Grippe?

Wenn man bei einem grippalen Infekt nicht Fieber, sondern Untertemperatur bekommt, spricht man von einer kalten Grippe. Sie ist deshalb gefährlich, weil sich in einem Organismus mit Untertemperatur Viren und Bakterien besonders schnell vermehren und den Kreislauf sehr belasten. Daher müssen Sie den Körper aufwärmen. Nehmen Sie sehr warme Wannenbäder. Nehmen Sie ein heißes Fußbad. Setzen Sie sich eine warme Wollmütze auf und trinken Sie 1/2 Liter Lindenblütentee mit 2 Teelöffeln Melissengeist und 2 Teelöffeln Honig. Dann ab ins Bett zum Schwitzen. Unterstützen Sie Ihre Abwehrkräfte mit reichlich Vitamin C. Essen Sie Orangen, Kiwis, Grapefruits, Paprikaschoten, Sauerkraut. Nehmen Sie Vitamin-C-Präparate (Apotheke, Drogerie). Machen Sie eine Immun-Kur über 5 Wochen mit 3-mal täglich Echinacea (Apotheke), genannt Echinaforce-Therapie.

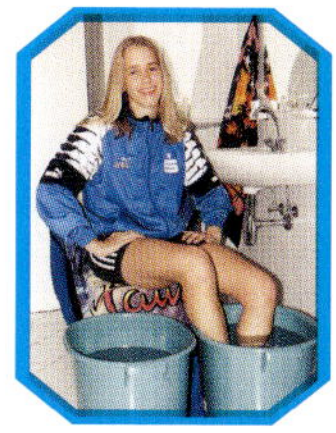

Zwiebelwasser zaubert Heiserkeit fort

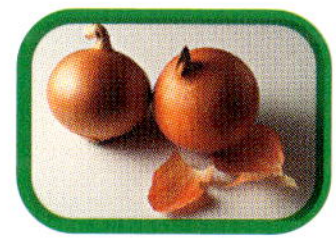

Schneiden Sie eine große Zwiebel in dünne Scheiben und legen Sie diese in einen Suppenteller. Gießen Sie etwa 1/4 Liter lauwarmes Wasser darüber. Zudecken, einige Stunden stehen lassen. Danach das Zwiebelwasser mit den ätherischen Ölen der Zwiebel trinken, mit einem Teil auch gurgeln. Das Rezept wird von vielen bekannten Sängern im Winter angewendet.

Feigen-Sirup bei Verschleimungen

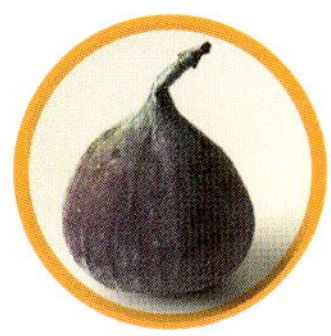

5 getrocknete Feigen werden ganz klein geschnitten und dann so lange in 1/4 Liter Wasser gekocht, bis ein dicker Sirup entsteht. Nun rühren Sie den Saft von 1 Zitrone dazu und lassen das Ganze noch einmal aufkochen.

Der Feigen-Sirup muss abkühlen. Jetzt rühren Sie 1 Esslöffel Bienenhonig dazu. Von dieser Mischung nehmen Sie alle 3 Stunden 1 Esslöffel voll und lassen den Sirup langsam im Mund zergehen, damit die Inhaltsstoffe der Naturprodukte von den Mundschleimhäuten intensiv aufgenommen werden können.

Eisenkrauttee gegen Halsentzündungen im Sommer

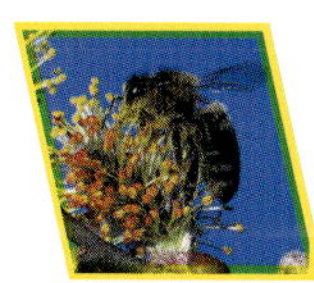

Im Sommer sind Halsentzündungen besonders unangenehm, können aber relativ rasch ausgeheilt werden. Gurgeln Sie mehrmals täglich mit Melbrosia-Tropfen aus dem Bienenstock (Apotheke). Oder gurgeln Sie mehrmals am Tag mit Eisenkrauttee (Apotheke). 1 1/2 Teelöffel Eisenkraut mit 1 Tasse kochendem Wasser übergießen, 15 Minuten ziehen lassen. Zusätzlich kochen Sie eine Handvoll Goldsam-Weizenkleie (Drogerie) mit etwas Essig und Honig auf, füllen ein Säckchen und legen es auf den Hals auf. 1 Esslöffel davon wird mit 1/8 Liter Essig noch einmal aufgekocht, durchgeseiht und zum Gurgeln verwendet.

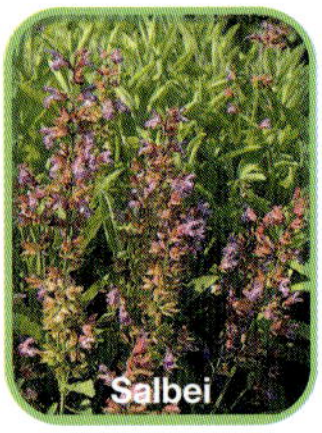

Tricks, wenn am Morgen der Hals schmerzt

Sie sollten abends vor dem Zubettgehen die Zähne putzen und danach mit Salbeitee oder mit Propolis-Tinktur (Apotheke) aus dem Bienenstock – 10 Tropfen in etwas Wasser – gurgeln. Oder reiben Sie abends die Fußsohlen mit einem Gemisch aus 2 Esslöffeln Schweinefett und 3 zerdrückten Knoblauchzehen ein. Und heben Sie das Kopfende des Bettes grundsätzlich um 15 cm an. Das garantiert auch, dass Sie mit geschlossenem Mund schlafen. Die Halsschmerzen am Morgen kommen oft vom Schlafen mit offenem Mund.

Jodiertes Salz gegen Kropf-Gefahr

Der Kropf ist eine Jod-Mangelerscheinung, weil in unseren Böden – ganz besonders in Mitteleuropa – zu wenig von dem Spurenelement Jod enthalten ist.
Sie sollten daher regelmäßig Jod aus der Nahrung aufnehmen: Meeresfisch enthält reichlich Jod und außerdem sollten Sie Ihre Speisen nur mit jodiertem Salz zubereiten.

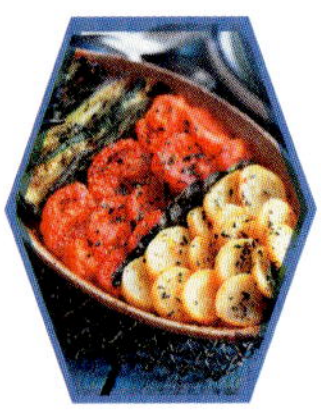

Hausmittel bei Schilddrüsen-Unterfunktion

Gehen Sie einmal pro Woche in die Sauna. Gehen Sie schwimmen, wandern oder Rad fahren.
Trinken Sie zu jeder Mahlzeit 1/4 Liter warmes Wasser mit einem Schuss Obstessig. Ihren Urlaub sollten Sie am Meer verbringen. Dort ist die Luft jodhaltig.
Beginnen Sie jeden Tag mit einer Trockenbürstenmassage. Essen Sie kein Fleisch, viel Rohkost und würzen Sie nur mit jodiertem Kochsalz. Trinken Sie 3 Wochen lang täglich 1 Tasse von folgendem Spezial-Kräutertee: Mischen Sie zu gleichen Teilen Kresse, Rosmarin, Schlehdorn, Blasentang, Braunwurz und Storchenschnabel aus der Apotheke oder Drogerie.

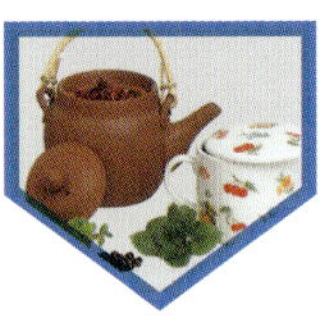

1 Esslöffel davon wird mit 1/4 Liter kochendem Wasser übergossen, 8 Minuten ziehen lassen, durchseihen.

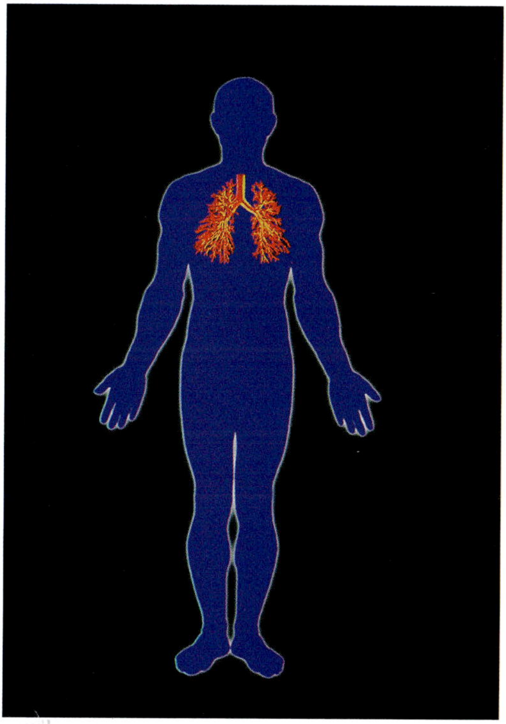

Atmen heißt leben

Kartoffelwasser, Zucker und Senfwickel gegen Bronchitis

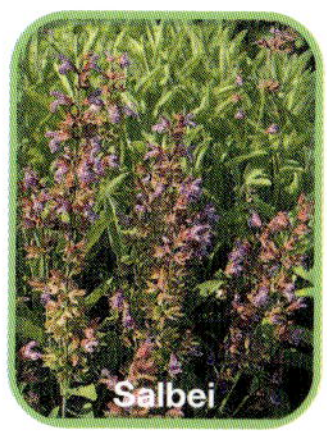

Eine Bronchitis ist eine Entzündung der Bronchien, meist als Folge einer Ansteckung mit Viren (grippaler Infekt, Grippe), seltener mit Bakterien (da muss der Arzt Antibiotika verschreiben).

Gurgeln Sie mehrmals am Tag mit Eisenkrauttee. Trinken Sie 3 Wochen lang täglich 1 Liter Salbeitee: 1 Liter kaltes Wasser mit 2 gehäuften Esslöffeln Salbei zustellen, 3 Minuten kochen lassen, durchseihen, über den ganzen Tag verteilt trinken.

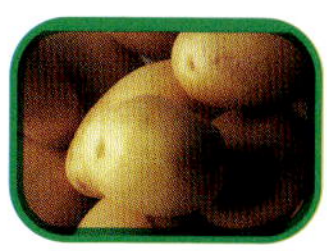

Ein ganz besonders wirkungsvolles Rezept gegen den Bronchienschleim: Lassen Sie 50 g Kandiszucker, am besten den braunen, in 1 Tasse Kochwasser von Kartoffeln einmal aufkochen. Dann trinken Sie die Flüssigkeit in kleinen Schlucken. Machen Sie das einige Tage.

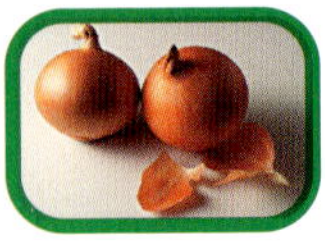

Besorgen Sie sich Senfpulver aus der Apotheke oder Drogerie, rühren Sie dieses mit heißem Wasser zu einem Brei an und machen Sie damit eine Auflage auf die Brust. Geben Sie ein trockenes Leinentuch darüber. Oder hacken Sie eine Zwiebel in kleine Stücke und bedecken Sie diese in einem Gefäß fingerdick mit Honig. 24 Stunden verschlossen stehen lassen. Von dem Saft, der dabei entsteht, nehmen Sie mehrmals am Tag 1 Teelöffel.

Oder: Erhitzen Sie 1/4 Liter Milch, kochen Sie darin 2 weiße Brötchen. Legen Sie den Brei, der dabei entsteht, auf Hals und Brust, 20 Minuten einwirken lassen. Reiben Sie Rücken und Brust mit asiatischem Tigerbalm ein. Die Kräuterinhaltsstoffe dringen tief ins Gewebe.

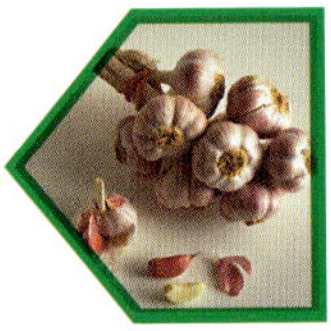

Hacken Sie 1 bis 2 Knoblauchzehen ganz fein, verrühren Sie die Stückchen mit Honig und nehmen Sie diese Mischung über einen längeren Zeitraum 2- bis 3-mal täglich ein. Oder schaben Sie eine Meerrettichwurzel und mischen Sie sie mit der 4-fachen Menge Apfelmus. Davon nehmen Sie 3- bis 4-mal täglich 2 Teelöffel ein.

Erkältungshusten – was hilft?

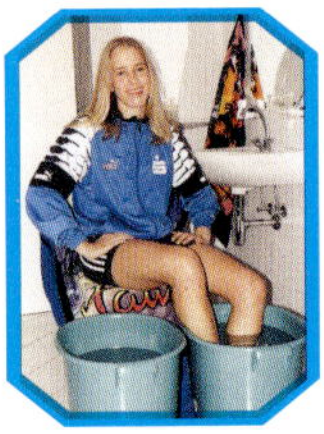

Bereiten Sie sich selbst einen Hustensaft zu: 500 g geschälte und zerkleinerte Zwiebeln mit 350 g Kandiszucker in 1 Liter Wasser erhitzen. Abseihen, mit Honig süßen, über den Tag verteilt trinken.

Achten Sie darauf, dass Ihre Füße gut durchblutet und warm sind. Ist dies nicht der Fall, nehmen Sie 2-mal täglich ein heißes Fußbad und einige Zeit 3-mal täglich 2 Dragees mit dem Hauptwirkstoff aus dem Blatt des Ginkgo-Baumes (Apotheke).

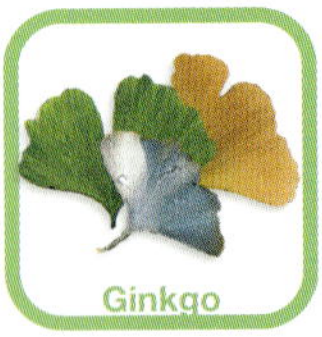

Ginkgo

Ganz wichtig: Sie müssen 14 Tage lang jeden Abend Inhalationen durchführen. Besorgen Sie sich einen preiswerten Kunststoff-Inhalator aus der Apotheke und dazu ein Fläschchen mit dem gereinigten Eukalyptusöl. 20 Tropfen in den Inhalator, 1/4 Liter kochendes Wasser aufgießen, Inhalator schließen, Nase und Mund in die vorgesehene Öffnung und dann 15 Minuten die Eukalyptus-Dämpfe tief einatmen.

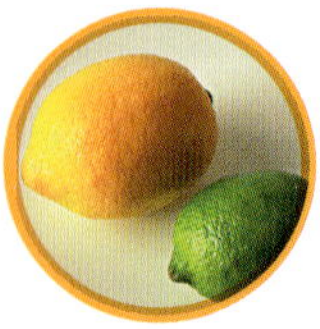

Essen Sie reichlich Produkte, die viel Vitamin C enthalten: Kiwis, rohes Sauerkraut, Paprikaschoten, Zitrusfrüchte.

Trinken Sie 5 Tassen Fencheltee, mit Honig gesüßt, über den Tag verteilt. 1 Teelöffel Fenchelkörner mit 1 Tasse kochendem Wasser überbrühen, 8 Minuten ziehen lassen, durchseihen.

Senf und Spitzwegerich bei Atembeklemmungen

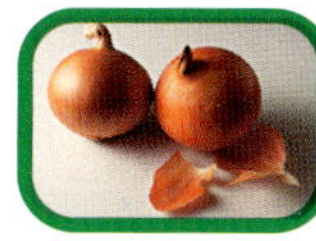

Pressen Sie eine Zwiebel aus, träufeln Sie 1 Esslöffel davon auf 1 Stück Würfelzucker und lassen Sie diesen langsam auf der Zunge zergehen. Oder essen Sie ein Stück Vollkornbrot, das Sie dick mit Senf bestreichen. Nehmen Sie 3-mal am Tag 2 Esslöffel Spitzwegerichsaft (Reformladen, Drogerie) mit etwas Honig in etwas Wasser verrührt. Trinken Sie 3-mal am Tag 1 Tasse Weißdorntee. 1 Teelöffel Weißdornblüten und -blätter wird mit 1 Tasse kochendem Wasser überbrühen, 10 Minuten ziehen lassen, durchseihen.

Alkohol verstärkt die Erkältung

Wein, Grog, Tee mit Rum, all diese bekannten Hausmittel gegen Erkältungen sind nach dem neuesten Stand der Medizin abzulehnen. Das Bundesinstitut für Infektionskrankheiten warnt davor: Alkohol in größeren Mengen kann die Erkältung sogar verschlechtern. Das trifft nicht für Arzneien zu, die zum Teil aus Medizinalalkohol bestehen und die in kleinen Mengen eingenommen werden.

Fenchel, Milch und Melisse gegen Erkältungen

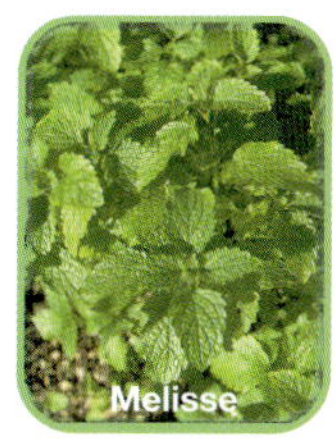
Melisse

Es gibt ein uraltes und sehr wirkungsvolles Hausmittel, um die typischen ersten Zeichen einer Erkältung zu besiegen: Kochen Sie 1 Teelöffel Fenchelsamen 10 Minuten lang in 1 Tasse Milch. Dann durchseihen, 2 Teelöffel Melissengeist dazurühren und das heilsame Gebräu vor dem Zubettgehen sehr warm in langsamen, kleinen Schlucken trinken.

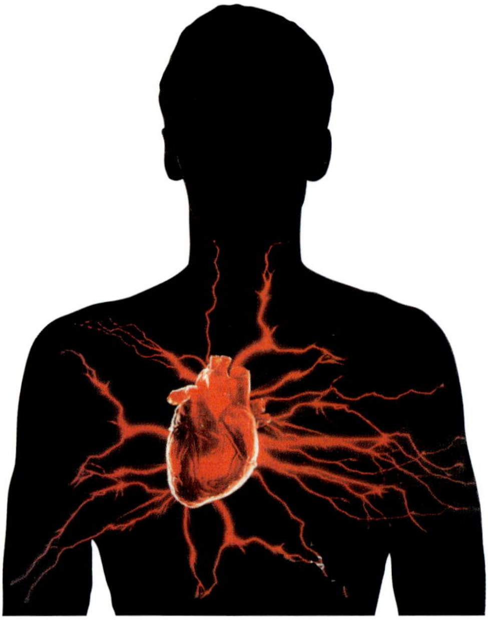

Schach dem Herztod

Auberginen bei hohem Cholesterinspiegel

Eine jüngste Untersuchung im Linus-Pauling-Ernährungsforschungsinstitut in Washington State hat ergeben, dass vor allem die Aubergine Wirkstoffe enthält, welche zu hohe Blutfettwerte senken helfen.

Diese Wirkstoffe befinden sich nur im Fruchtfleisch. Am gesündesten ist, wenn Sie die Auberginen ohne Fett mit der Haut dünsten. Roh dürfen Auberginen nicht verzehrt werden. Sie enthalten das Gift Solanin, welches beim Erhitzen zerstört wird. Medikamente dürfen nicht abgesetzt werden, Auberginen sind nur eine unterstützende Behandlung!

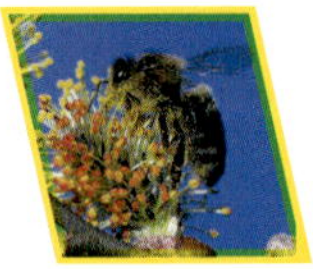

Bienenpollen gegen Bluthochdruck

Am Forschungsinstitut für Pharmakologie am Wissenschaftlichen Zentrum der Akademie der Medizinischen Wissenschaften Russlands in Tomsk hat man nachgewiesen, dass die regelmäßige

Einnahme von Bienenblütenpollen aus dem Bienenstock – seit der Antike auch als Melbrosia-Pollen bezeichnet – zu hohen Blutdruck auf sanfte, natürliche Weise senken kann.
Man nimmt dazu mehrere Monate lang 3-mal täglich 3 Bienenpollen-Kapseln (Apotheke). Das ist zugleich ein Stärkungs- und Aufbaumittel. Dieses Naturheilmittel kann nur zusätzlich angewandt werden. Vom Arzt verordnete Medikamente müssen weiter genommen werden.

Obst essen senkt zu hohen Blutdruck

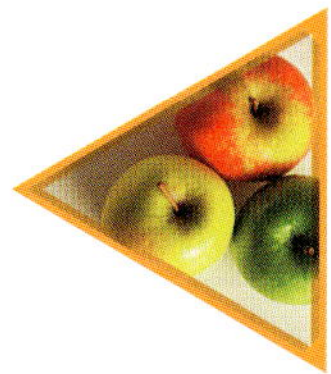

An der angesehenen Harvard School in Boston wurde erst kürzlich eine interessante Studie abgeschlossen. Daraus geht eindeutig hervor: Wer regelmäßig Obst isst und ganze Hauptmahlzeiten damit bestreitet, der kann damit im Laufe der Zeit sehr erfolgreich seinen Bluthochdruck in den Griff bekommen. Die Erklärung dafür: Mit frischem Obst bekommt der Organismus Faserstoffe sowie die Mineralstoffe Magnesium und Kalium, genau jene Nahrungsbestandteile, die das Bluthochdruck-Risiko klein halten.

Topfen (Quark) hilft gegen Bluthochdruck

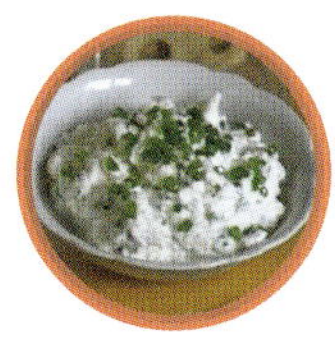

Essen Sie bei Bluthochdruck regelmäßig Topfen. Quark liefert in idealer Zusammensetzung die Mineralstoffe Kalium, Kalzium und Magnesium. Konsumieren Sie über einen längeren Zeitraum täglich 1/8 Kilo Topfen, pur oder in Speisen verarbeitet. Die ärztlichen Medikamente müssen Sie selbstverständlich weiter einnehmen.

Bananen und Nüsse bei Blutniederdruck

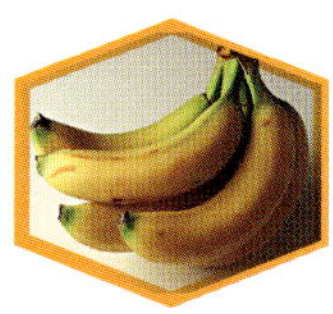

Nahrung, die reich am Mineralstoff Kalium ist, bringt den Kreislauf in Schwung. Ideal: Bananen und Nüsse. Auch das Würzen von Speisen mit grünem Pfeffer und Chili bringt Erfolg. Trinken Sie morgens Rosmarin- oder Pfefferminztee. Betreiben Sie Morgengymnastik. Gehen Sie schwimmen und tanzen. Und lachen Sie viel. Schlechte Laune senkt zu niedrigen Blutdruck noch mehr.

Salziges Frühstück bei Nieder-Blutdruck

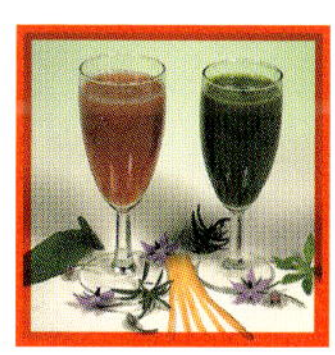

Die erste Maßnahme: Gönnen Sie sich ein salziges Frühstück: Wurst, Käse, Gemüsebrühe, einen Hering, ein Glas Tomatensaft mit Salz und Pfeffer. Trinken Sie 1/4 Liter schwarzen Johannisbeersaft. Auch eine Tasse Bohnenkaffee kann Ihnen helfen.

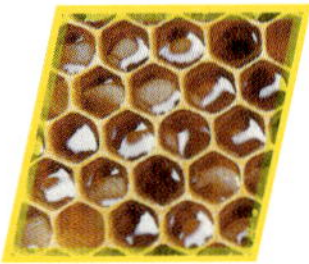

Sie müssen bei zu niedrigem Blutdruck grundsätzlich regelmäßig zum Arzt gehen und den Blutdruck immer wieder kontrollieren lassen. Sie dürfen nämlich blutdrucksteigernde Medikamente niemals zu lange nehmen.

Trinken Sie morgens vor dem Aufstehen eine Tasse Schwarztee. Oder rühren Sie in 1/4 Liter Mineralwasser 2 Esslöffel Apfelessig und 2 Esslöffel Honig. Langsam morgens auf nüchternen Magen trinken. Nehmen Sie am Morgen ein Fußbad mit Rosmarinzusatz.

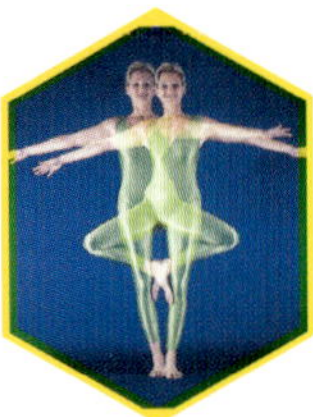

Machen Sie regelmäßig Bewegung: Rad fahren, Bodengymnastik, Wandern. Ein wirkungsvolles, altes Hausmittel: 3 Esslöffel Gerstenkörner (Reformladen) in einer Getreide- oder Kaffeemühle mahlen, mit 3 Esslöffel Mineralwasser anrühren. 6 bis 8 Stunden zugedeckt stehen lassen. Einmal am Tag essen.

Trinken Sie 3 Wochen lang 2- bis 3-mal täglich 1 Tasse Weißdorntee oder Misteltee (Apotheke).

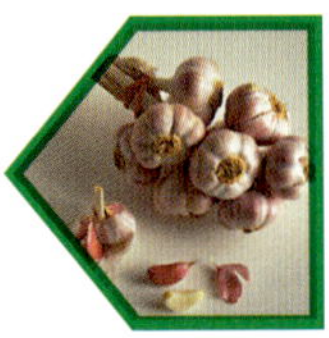

Knoblauch schützt vor Schlaganfall

Die beiden größten Risiko-Faktoren für einen Schlaganfall sind Nikotin und Bluthochdruck. Das bedeutet: Regelmäßig den Blutdruck kontrollieren und sofort gegen erhöhte Werte mit dem Arzt etwas unternehmen. Und: Wenn Sie rauchen, aufhören damit.

Eine jüngste Studie an der Universität Oxford in England hat ergeben: Wer regelmäßig standardisierte Knoblauch-Dragees (Apotheke) zu sich nimmt – 3-mal täglich 1 Stück –, der kann sein Schlaganfall-Risiko bis zu 40 % senken. Frischer Knoblauch bringt diesen Erfolg nicht, weil nicht in jeder Knoblauchknolle dieselbe Qualität und Quantität des Knoblauchwirkstoffes Allicin nachzuweisen ist.

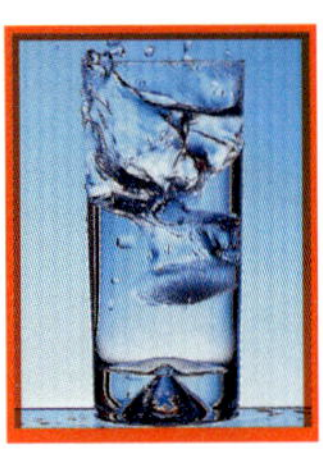

Herzrhythmusstörungen: Eiskaltes Wasser trinken

Der britische Herzspezialist Prof. Dr. Campbell hat im Rahmen einer Studie das einfachste und preiswerteste Hausmittel gegen Herzrhythmusstörungen entdeckt: kaltes Wasser.

Ein Glas eiskaltes Mineralwasser – langsam getrunken – wirkt mit seinem Kältereiz dämpfend auf den Schlagimpuls des Herzens. Ein anderes, altes Hausmittel: Man taucht das Gesicht für 20 Sekunden in ein Gefäß mit kaltem Wasser.

Olivenöl stärkt das Herz

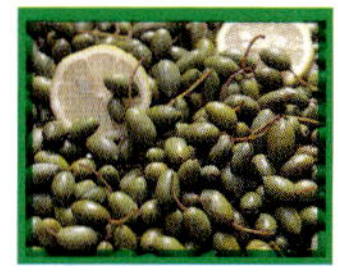

Olivenöl ist kaltgepresstes Speiseöl aus frischen, reifen Oliven. Die beste Qualität stammt aus der Erstpressung. Olivenöl enthält reichlich Vitamin A und E, vor allem aber einen hohen Anteil an ungesättigten Fettsäuren. Dadurch kann Olivenöl – wenn man es regelmäßig in den Speiseplan einbaut – das Herz stärken.

Vitamin E hält die Adern jung

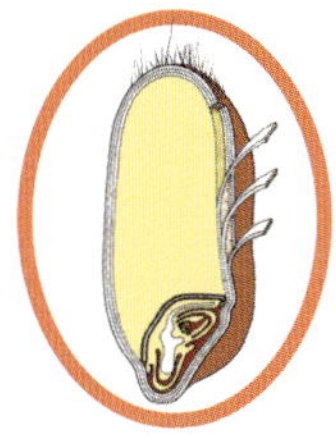

Studien in Amerika haben ergeben: Patienten, die eine Bypass-Herzoperation hinter sich hatten und die besonders anfällig für Adernverkalkung im Operationsbereich sind, wiesen keine arteriosklerotischen Symptome in den Adern auf, nachdem sie mit Vitamin E versorgt wurden.
Sie sollten sich Vitamin-E-reich ernähren: mit Vollkornprodukten, Weizenkeimen, Nüssen, Milchprodukten.

Knoblauch gegen kalte Füße an Sommertagen

Kalte Füße im Sommer sind ein Alarmzeichen, dass Sie an starken Durchblutungsstörungen leiden. Die beste Lösung: Machen Sie über einen längeren Zeitraum eine Knoblauch-Kur: Essen Sie, wann immer Sie Gelegenheit haben, Gerichte mit reichlich Knoblauch. Und nehmen Sie mindestens 3 Monate lang 3-mal täglich 1 Knoblauch-Dragee (Apotheke) mit dem standardisierten Knoblauchwirkstoff Allicin.

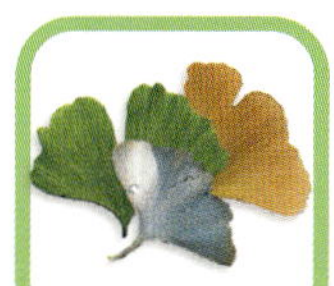

Ginkgo

Der Extrakt aus dem Ginkgo-Blatt fördert ebenfalls die Durchblutung ganz enorm. Sie sollten über einen längeren Zeitraum eine Kur machen. Flüssiges Ginkgo-Elixier oder Ginkgo-Dragees gibt es in der Apotheke.

WHO-Studie: Sekt fördert die Durchblutung

Aus einer Studie der Weltgesundheitsorganisation (WHO) geht hervor: Sekt und Champagner können – in Maßen getrunken – eine Arznei sein. Ein Gläschen Sekt fördert beachtlich die Durchblutung des Herzmuskels und baut gefäßverengende Spannungen ab. Die Verdauung wird beschleunigt.
Seelische Spannungen werden abgebaut. All diese Wirkungen sind nicht bloß auf den Alkohol und auf die Kohlensäure zurückzuführen. Insgesamt wirken im Sekt 400 Substanzen, darunter zahlreiche Mineralstoffe und Spurenelemente.

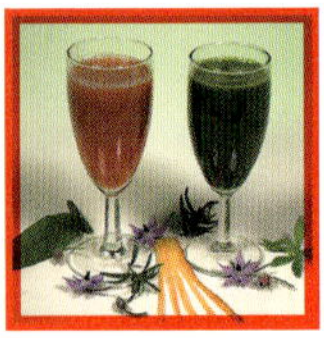

Traubensaft-Kur gibt neue Kraft bei Schwächeanfällen

Als natürliches Stärkungsmittel hat sich eine Traubensaft-Kur sehr bewährt. Traubensaft ist ein hervorragender Energiespender. Dazu tragen seine Inhaltsstoffe Vitamin A, C, B1 und B2, der Traubenzucker, der Mineralstoff Kalium und eine Reihe von Enzymen bei. Besorgen Sie sich Traubensaft aus biologischem Anbau aus dem Reformladen und trinken Sie 14 Tage lang jeden Morgen und jeden Abend jeweils 1/4 Liter in kleinen, langsamen Schlucken.

Zu wenig Salz im Alter kann schädlich sein

Eine wissenschaftliche Untersuchung von Prof. Dr. Klaus Stumpe von der medizinischen Poliklinik der Universität Bonn besagt, dass es im Alter mehr Schaden als Nutzen bringen kann, mit dem Salz allzu sehr zu sparen. Salzmangel kann nämlich die Leistung des Gehirns enormbeeinträchtigen.

Was hilft gegen »Wetter-Kollaps«?

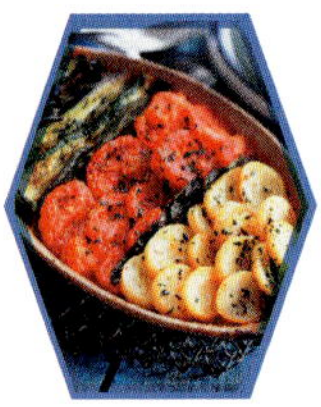

Das so genannte »Berg- und Tal-Wetter«, wie wir es in den letzten Jahren im Sommer oft erleben, führt bei vielen Menschen zu einem so genannten Wetter-Kollaps, zu Kreislaufschwäche und Schwindel.

Hier die wichtigsten Maßnahmen dagegen:

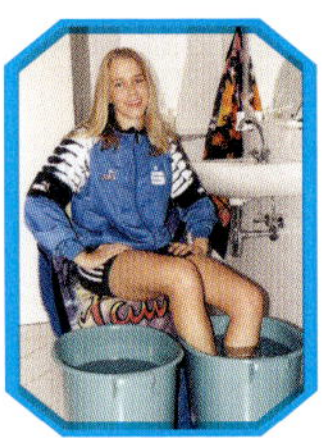

Essen Sie wenig und wenn, überwiegend rohes Gemüse und frisches Obst. Trinken Sie täglich mindestens 2 Liter Mineralwasser oder Kräutertee, vor allem Hagebuttentee, Melissentee oder Kümmeltee. Stellen Sie das Rauchen ein und meiden Sie Alkohol.
Sie sollten morgens in 30 cm hohem, kaltem Wasser bis zu 2 Minuten Wassertreten. Abends nehmen Sie in einem Eimer mit lauwarmem Wasser 15 Minuten ein Fußbad. 1/2 Liter Apfelessig dazugießen.
Machen Sie die bekannte C-Vit-Kur nach dem Nobelpreisträger Prof. Dr. Linus Pauling: Trinken Sie eine Woche lang täglich 1 Vitamin-C-Brausetablette ohne Zucker (Apotheke) in 1/4 Liter Mineralwasser. Essen Sie täglich 2 rohe Zwiebeln und reichlich rohe Petersilie in Salaten.
Reiben Sie sich mehrmals am Tag Stirn und Schläfen mit Franzbranntwein oder Melissengeist ein. Achten Sie auf reichlich nächtlichen Schlaf.

Kreislaufprobleme im Frühling? Molke und Sauermilch machen wieder fit

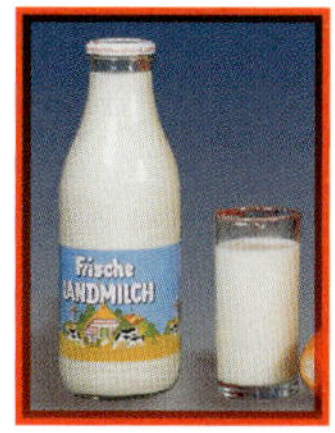

Entweder trinken Sie bei Kreislaufproblemen einige Zeit über den Tag verteilt 1 bis 1,5 Liter Diät-Molke oder dieselbe Menge Sauermilch. Und zusätzlich trinken Sie jeden Morgen 2 Esslöffel Löwenzahnsaft aus dem Reformladen mit etwas Wasser verdünnt.

Naturprodukte bei Eisenmangel

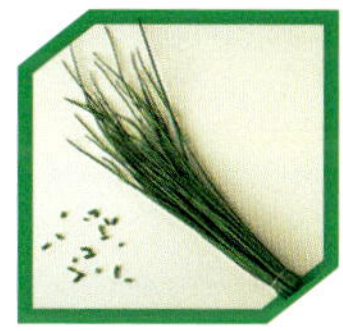

Bei Eisenmangel sollten Sie ganz spezielle Naturprodukte in Ihren Speiseplan einbauen, die reichlich Eisen enthalten: frischen, rohen Schnittlauch, rohe Petersilie, Sauerampfer, weiße Bohnen, Sojabohnen, Sojamehl, Sesamsamen, Sonnenblumenkerne und mageres Hähnchenfleisch.

Meiden Sie schwarzen Tee, denn er bindet Eisen im Körper. Und trinken Sie einige Zeit jeden Tag 1/8 Liter Mineralwasser mit einer Eisenbrausetablette ohne Zucker aus der Apotheke.

Armbäder und Honigmilch lindern Brustschmerzen

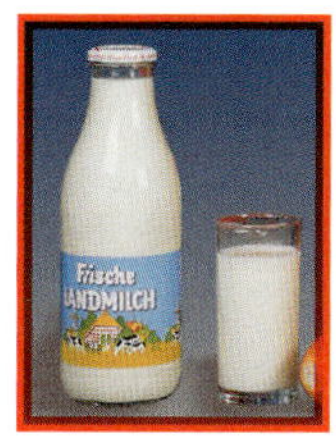

Bei Überanstrengung können die Herzkranzgefäße den Herzmuskel nicht ausreichend mit Blut versorgen. So entstehen die würgenden Schmerzen in der Brust und das Stechen in der Herzgegend. Lockern Sie Ihre Kleidung und machen Sie ein ansteigendes Armbad: Tauchen Sie beide Arme in Wasser mit 34 Grad Celsius und steigern Sie die Temperatur binnen 20 Minuten auf 45 Grad. Dann die Arme gut abtrocknen, warm anziehen. Zusätzlich trinken Sie 3-mal täglich 1/4 Liter Milch mit 1 Esslöffel Honig.

Obstessig und Eukalyptus gegen Hitze-Probleme im Sommer

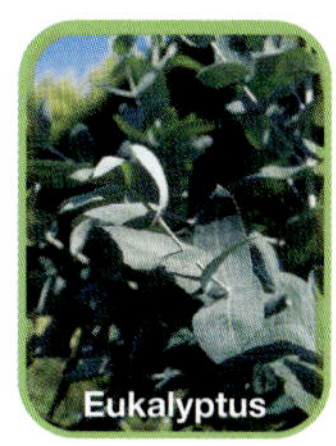

Besorgen Sie sich aus dem Reformladen Obstessig und reiben Sie damit mehrmals am Tag das Gesicht ab. Mitunter genügt es, Fingerkuppen, Haaransatz und Nacken mit ein paar Tropfen davon einzureiben. Oder reiben Sie mit ein paar Tropfen Eukalyptus-Öl (Apotheke) diese Hautstellen ein.

Trinken Sie 2-mal am Tag 1/4 Liter Apfelsaft. Die Mineralstoffe des Apfels stärken bei Hitze den Kreislauf. Und nützen Sie die Kraft der Akupressur: Drücken Sie den Nagel des Daumens gegen die Kuppe des Mittelfingers.

Ein anregender Super-Drink für heiße Tage: Mischen Sie 2 Esslöffel Rosmarinsaft und 3 Esslöffel Weißdornsaft (Reformladen) mit 1/8 Liter Aprikosensaft (Reformladen) und füllen Sie das Ganze mit 1/4 Liter Mineralwasser auf.

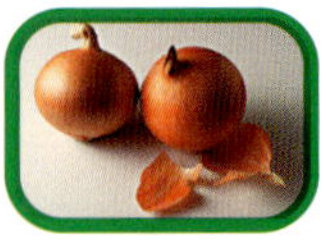

Zwiebel und Knoblauchmilch als Muntermacher am Morgen

»Morgenmuffeln« kann ich folgende Tipps geben: Essen Sie, wenn es Ihr Magen verträgt, gleich am Morgen zum Frühstück 1 rohe Zwiebel. Oder geben Sie auf ein Vollkornbrot mit Butter 5 Esslöffel gehackte frische Petersilie. Essen Sie 2 Paprikaschoten. Und hier ein spezielles Rezept: 2 ungeschwefelte und ungewachste Zitronen werden mit Schale klein gehackt. Auch 3 Knoblauchknollen und 1 Zwiebel werden klein gehackt. Alles wird nun 4 Minuten in 1 Liter Milch gekocht. Durchseihen und täglich am Morgen 1/8 Liter in kleinen Schlucken trinken.

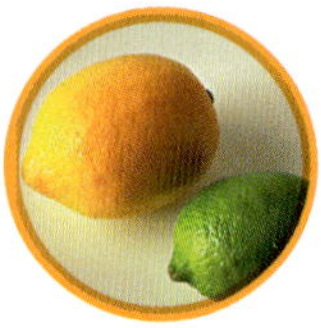

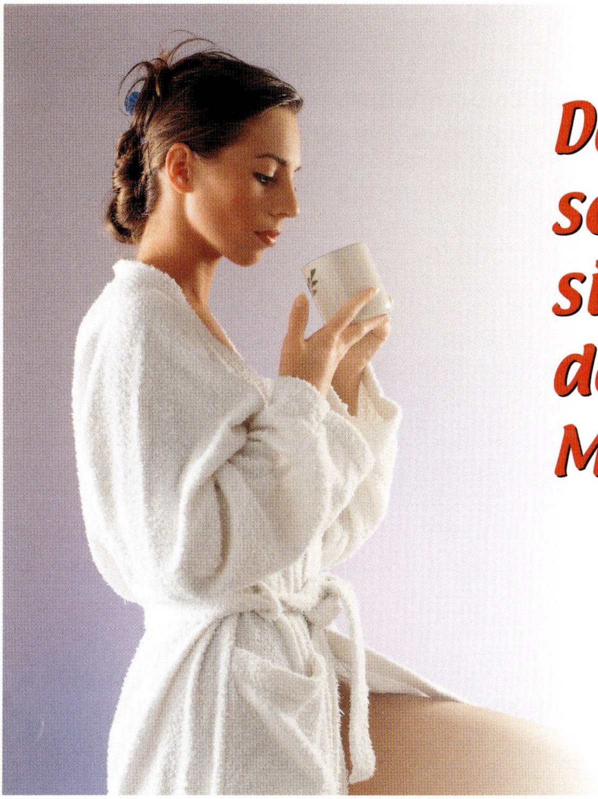

Das schlägt sich auf den Magen

Was hilft gegen das Rülpsen?

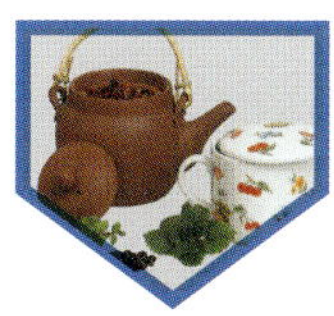

Sie essen zu hastig oder sprechen beim Essen zu viel. Sie schlucken dabei zu viel Luft mit der Nahrung. Diese Luft wird vom Körper wieder ausgestoßen. Darum rülpsen Sie. Vermutlich leiden Sie zusätzlich an Blähungen. Trinken Sie zu den Mahlzeiten Kümmeltee. 1 Teelöffel Kümmelsamen werden mit 1 Tasse kochendem Wasser übergossen, 8 Minuten ziehen lassen, durchseihen und ungesüßt trinken. Nach den Mahlzeiten legen Sie ein Heizkissen oder eine Wärmflasche auf den Bauch und massieren Sie den Bauch sanft. Essen Sie langsam, kauen Sie gut, sprechen Sie dabei so wenig wie möglich.

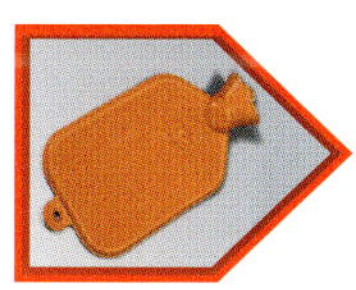

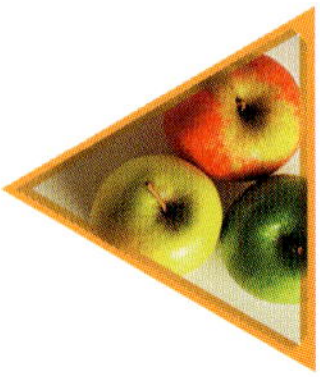

Bei Magen- und Leberproblemen: Nur Obstessig ist erlaubt!

Für Magen- und Leberkranke kommt nur reiner, biologischer Obstessig aus dem Reformladen oder aus der Drogerie in Frage. Er wird aus Apfelwein gewonnen, ist reich am Mineralstoff Kalium, hat nur 5 % Säure und ist daher sehr mild.

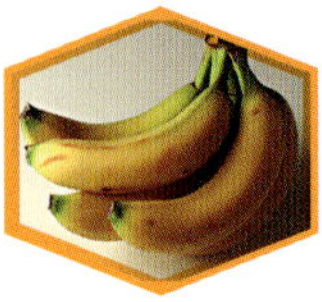

Bananen: Die beste Gastritis-Vorbeugung

Eine Studie an der Universität von Birmingham unter der Leitung von Prof. Dr. Ralph Best hat ergeben: Täglich 3 Bananen können Gastritis – auch Magenschleimhautentzündung genannt – verhindern.
Die Inhaltsstoffe der Banane fördern den Aufbau der Magenschleimschicht, welche die Schleimhaut vor der aggressiven Magensäure schützt. Wer beruflich viel Stress hat und schon einmal ein Magengeschwür hatte, kann mit dem Konsum von Bananen die Gefahr einer Gastritis bis zu 75 Prozent reduzieren.

Gestörte Darmflora: So baut man sie wieder auf

Falsche Ernährung und Antibiotika können die Darmflora zerstören. Das sind jene positiven, gesunden Bakterien, die unsere Nahrung verwerten, Vitamine aufbauen, den Darm entgiften und unser Immunsystem stärken. In leichten Fällen genügt es, einige Zeit Bio-Jogurt zu trinken.
Die beste Kur aber: Führen Sie biologische Kulturen – so genannte Biocult-Kulturen – von gesunden Bakterien zu. Es gibt sie in der Apotheke in Tablettenform. Man nimmt über einen längeren Zeitraum 3-mal täglich 2 Tabletten vor oder zu den Mahlzeiten.

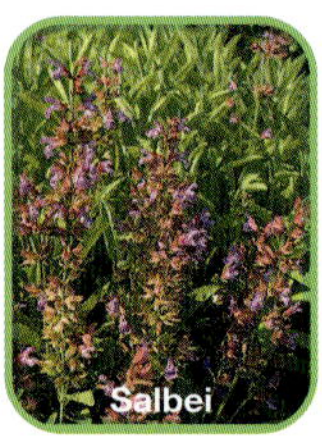
Salbei

Hausmittel gegen Blähungen

Gegen starke Blähungen trinken Sie während des Essens 1 Tasse Salbeitee. Oder nehmen Sie unmittelbar nach jeder Mahlzeit 2 Stutenmilch-Kapseln aus der Apotheke mit etwas Flüssigkeit. Auch Kümmeltee Fencheltee können helfen.
Oder: Legen Sie sich im Laufe des Tages immer wieder für einige Zeit auf eine harte Unterlage, etwa auf den Fußboden. Sie müssen dabei allerdings auf dem Bauch liegen. Mischen Sie 2 Liter heißes Wasser mit 1 Liter Apfelessig. Tauchen Sie ein Leinentuch ein, wringen Sie es aus und legen Sie es auf den Bauch. Sobald es lauwarm

ist, ein neues, heißes Tuch auflegen. Oder legen Sie eine Wärmeflasche auf den Bauch.
Oder kochen Sie 2 Esslöffel Dillsamen in 1/4 Liter Weißwein auf. Dann abkühlen lassen, durchseihen und bei Blähungen 1 Schnapsglas davon trinken.

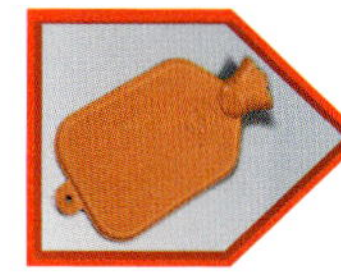

Ideale Nahrung bei Neigung zu starken Blähungen

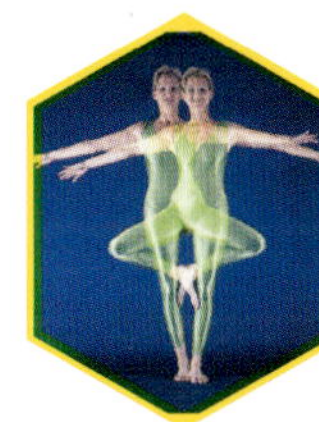

Meiden Sie in Ihrem Speiseplan Kohl, Hülsenfrüchte und Pflaumen. Ideal sind Jogurt, sämtliche Sauermilchprodukte, mageres Fleisch und Zitrusfrüchte. Sie sollten in Ihrer Freizeit mehr Bewegung machen: Gymnastik, Rad fahren, Wandern. Und Sie sollten einige Zeit nach jeder Mahlzeit 1 Teelöffel Heilerde für den inneren Gebrauch aus der Apotheke mit 1/8 Liter Wasser übergießen, fest umrühren. Das Ganze wird schwungvoll in einem Zug ausgetrunken.

Kartoffelsaft bei Sodbrennen

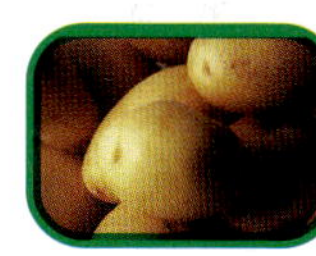

Der vor vielen Jahren verstorbene Schweizer Heilpflanzenforscher und Apotheker Walther Schoenenberger hat ein spezielles Rezept erprobt, das sich seither vielfach bewährt hat: Besorgen Sie sich aus dem Reformladen eine Flasche Kartoffelsaft und trinken Sie einige Zeit 2-mal täglich vor den Mahlzeiten 1/8 Liter in kleinen, langsamen Schlucken. Der Kartoffelsaft bindet überschüssige Magensäure und bringt schnell Erleichterung.

Sodbrennen beim Joggen: Die Sportart ändern!

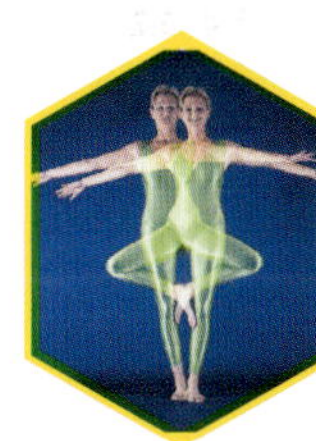

Prof. Dr. Donald Castell von der amerikanischen Universität Winston-Salem hat das genau untersucht, weil relativ viele Jogger darunter leiden. Wer ein sensibles Verdauungssystem hat, sollte diesen Freizeitsport nicht ausüben. Beim Laufen schwappt die am Magenboden angesammelte Magensäure umher und dringt dabei in die Speiseröhre vor, wo sie dann das unangenehme Sodbrennen hervorruft.
Sie sollten daher besser eine andere Sportart wählen: etwa Rad fahren, Schwimmen oder Bodengymnastik.

Was hilft gegen Verstopfung?

Stellen Sie Ihre Ernährung vorwiegend auf frisches Obst, rohes Gemüse und Vollkornprodukte um. Trinken Sie täglich 2 bis 3 Liter

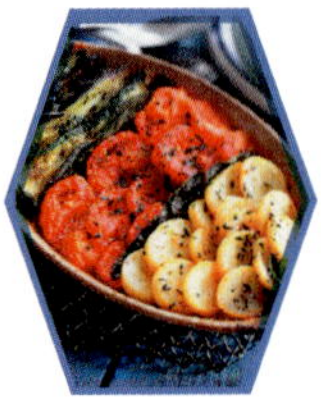

Mineralwasser. Verrühren Sie jeden Morgen 1/4 Liter Kefir-Milch mit 1 Esslöffel goldgelbem Leinsamen.

Oder weichen Sie abends 5 Dörrpflaumen oder getrocknete Feigen in 1 Tasse lauwarmes Wasser ein. Am nächsten Morgen trinken Sie die Flüssigkeit und kauen die Früchte.

Oder: Essen Sie einige Zeit 3-mal täglich 1 Gabel voll Sauerkraut. Sie müssen es gut kauen. Oder Sie trinken täglich 1/4 Liter Sauerkrautsaft.

Weißkrautsaft bei saurem Aufstoßen

Machen Sie eine 14-Tage-Kur mit Weißkraut-Saft. Geben Sie Weißkraut-Blätter in den Entsafter oder kaufen Sie Weißkraut-Saft im Reformladen. Trinken Sie täglich – über den Tag verteilt – einen Liter von dem Saft. Das saure Aufstoßen wird schnell nachlassen.

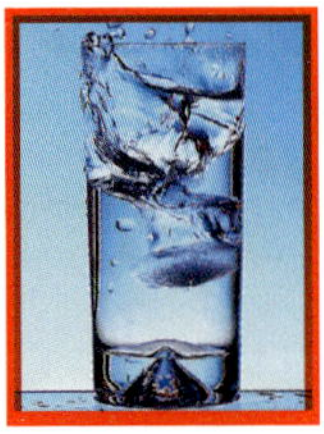

Ein Glas Wasser bringt den Darm in Schwung

Hier das einfachste und billigste Rezept der Welt gegen Verstopfung, das viel zu wenig eingesetzt wird: Lassen Sie über Nacht 1/4 Liter Leitungswasser oder Mineralwasser in einem Glas zugedeckt stehen, damit es Zimmertemperatur annimmt. Morgens, unmittelbar nach dem Aufstehen, trinken Sie die ganze Menge auf nüchternen Magen vor dem Frühstück in kleinen, langsamen Schlucken. Sie müssen das über einen längeren Zeitraum durchführen.

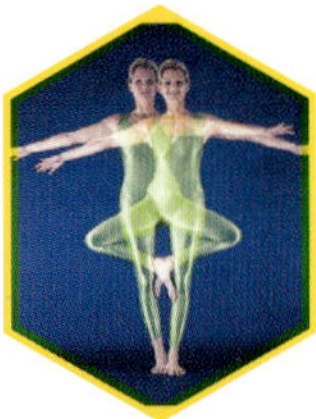

Oder: Sehr bewährt hat sich das uralte Rezept mit dem Wegwarte-Tee. 1 Teelöffel Wegwarte (Apotheke) mit 1 Tasse kochendem Wasser überbrühen, 5 Minuten ziehen lassen, durchseihen, mittags und abends davon 1 Tasse trinken, am besten 1/2 Stunde vor dem Essen. Zusätzlich Bodengymnastik betreiben, viel rohes Gemüse und frisches Obst essen und täglich 2 bis 3 Liter Mineralwasser trinken.

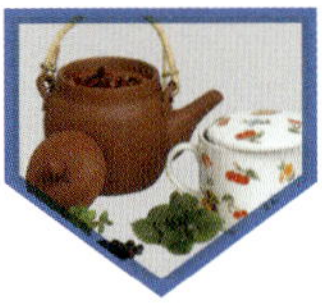

Oder: Mate-Tee wird aus den Blättern des Matebaumes gewonnen, eines südamerikanischen Stechpalmengewächses. Die starken Gerb- und Bitterstoffe der Blätter fördern die Verdauungsvorgänge im menschlichen Organismus.

Oder: Ein Rezept, das bei vielen Menschen mit Verdauungsproblemen Erfolg hat und das auch sehr oft von Hausärzten weitergegeben wird: Essen Sie abends vor dem Zubettgehen 1 Esslöffel goldgelben Leinsamen, danach 1 Esslöffel Apfelkonfitüre (Mus). Dann trinken Sie 1 Tasse Sauermilch nach. Am nächsten Morgen wird das Programm wiederholt. Und weiter noch 2 Tage. Spätestens dann zeigt sich wieder ein geregelter Stuhlgang.

Was hilft bei Darmkatarrh?

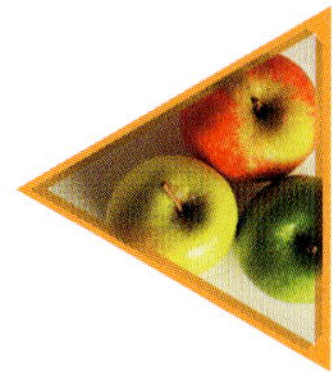

Essen Sie bei Darmkatarrh ganz besonders milde und magenschonende Speisen: Haferschleimsuppe, Möhrensuppe, geraffelte Äpfel und Bananen. Trinken Sie 8 Tage lang jeden Morgen in langsamen Schlucken 1/8 Liter zuckerfreien Heidelbeersaft (Reformladen). Halten Sie Bauch und Unterleib warm. Lassen Sie sich in der Apotheke folgenden Kräutertee mischen: zu gleichen Teilen Fenchel, Zinnkraut, Schlehdornblüten, Wacholder, Johanniskraut und Wegwarte. 1 Teelöffel davon mit 1 Tasse kochendem Wasser überbrühen, 5 Minuten ziehen lassen, durchseihen, warm und ungesüßt trinken. 10 Tage lang täglich 2 Tassen.

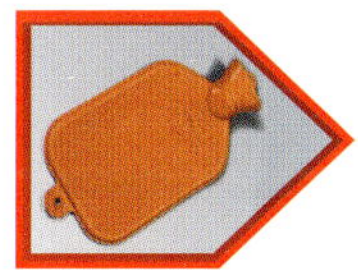

Medizinalkohle gegen Darminfektionen

Medizinalkohle wird aus pflanzlichem Material wie Holz, Torf oder Zellulose hergestellt. Sie bindet Giftstoffe und Bakterien in Magen und Darm, weil die kleinen, feinen Kohlestäubchen eine riesige Oberfläche bilden. Bei Durchfall nimmt man 3 bis 8 Tabletten (Apotheke).

Heidelbeeren und Rotwein gegen Durchfall

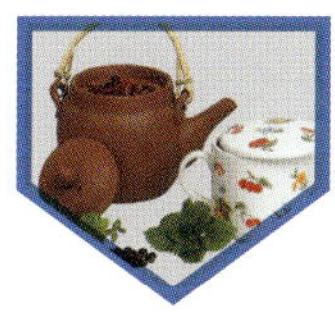

Sehr wirksam gegen Durchfall ist folgendes Rezept: Kochen Sie eine Handvoll getrockneter Heidelbeeren aus der Apotheke mit einer Tasse Rotwein auf. Zusätzlich lassen Sie sich in der Apotheke folgende Kräuter zu gleichen Teilen mischen: Eichenrinde, Kalmus, Blutwurz, Kamille, Johanniskraut und getrocknete Heidelbeeren. 1 Teelöffel davon mit 1 Tasse kochendem Wasser aufgießen, 10 Minuten ziehen lassen, durchseihen. Man trinkt 2 bis 3 Tassen am Tag. Oder essen Sie einen Tag lang nichts anderes als Karottensuppe: 500 g Karotten werden in Räder geschnitten und in 1 Liter Wasser weich gekocht. Dann pürieren Sie die Karotten im Saft und essen die Suppe auf den Tag verteilt.

Was hilft gegen After-Jucken?

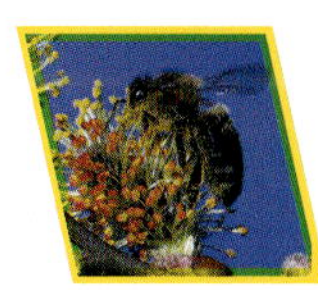

Benützen Sie ausschließlich weiches, unbedrucktes Toilettenpapier, auf keinen Fall Recycling-Papier. Dadurch können zusätzliche

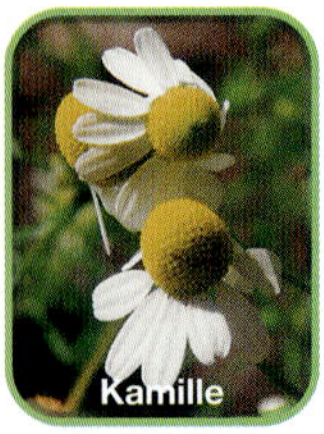

Reizungen entstehen. Verwenden Sie danach feuchte Toilettetücher oder spülen Sie mit warmem Wasser nach. Dann gut abtrocknen. Auch übertriebene Hygiene ist schlecht. Einen entzündeten Hautbereich sollten Sie mit einem Wund-Gel oder mit Propolis-Salbe (Apotheke) einmassieren. Tragen Sie keine zu engen Hosen.

Lassen Sie bei einer Untersuchung feststellen, ob Sie vielleicht an einem Hautpilz leiden. Afterjucken kann die Folge von Diabetes, seelischer Belastung und von Hormonstörungen sein. Machen Sie Sitzbäder mit Kamillentee, Zinnkraut- oder Eichenrindentee.

Reiben Sie die betroffenen Stellen mit einer Salbe ein oder führen Sie ein Zäpfchen ein, beides aus dem Wirkstoff Eulatin der indianischen Hamamelis-Pflanze (Apotheke). Sprechen Sie mit Ihrem Arzt darüber. Meiden Sie starken Bohnenkaffee, Schwarztee, Nikotin, Zitrusfrüchte und scharfe Gewürze.

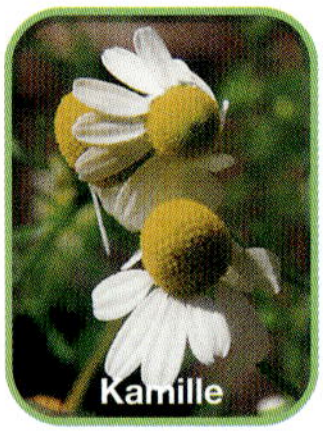

Natürliche Heilmittel bei Hämorrhoiden

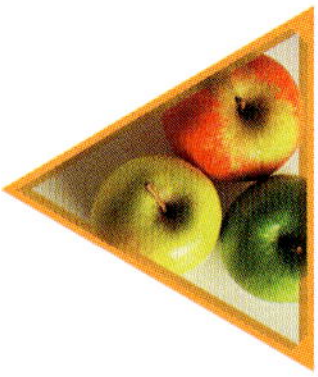

Geben Sie mehrere Wochen lang jeden Abend 1 Handvoll Kamillenblüten in einen Eimer, gießen Sie 4 Liter kochendes Wasser darauf. Dann setzen Sie sich so auf den Eimer, dass die Kamillendämpfe direkt auf die Hämorrhoiden einwirken können. Als Therapie von innen trinken Sie ein paar Monate lang täglich 1/4 Liter naturtrüben Apfelsaft. Nehmen Sie regelmäßig Sitzbäder mit 3 Liter Eichenrindentee oder Zinnkrauttee. Nützen Sie vor allem eine Neuentdeckung der Medizin: die Kraft aus dem uralten indianischen Hamamelis-Strauch. Jüngste Studien haben ergeben, dass damit hervorragende Erfolge erzielt werden können. Bei einer 21-Tage-Behandlung mit Hamamelis kam es ab dem 3. Tag zu einer deutlichen Besserung, was Blutungen, Brennen, Schmerzen und Juckreiz betraf. Den Wirkstoff Eulatin aus der Hamamelis-Pflanze gibt es in der Apotheke als Zäpfchen und als Salbe. Legen Sie Eis-Kompressen auf. Die Kälte zieht die Blutgefäße zusammen und lässt die Entzündung abklingen.

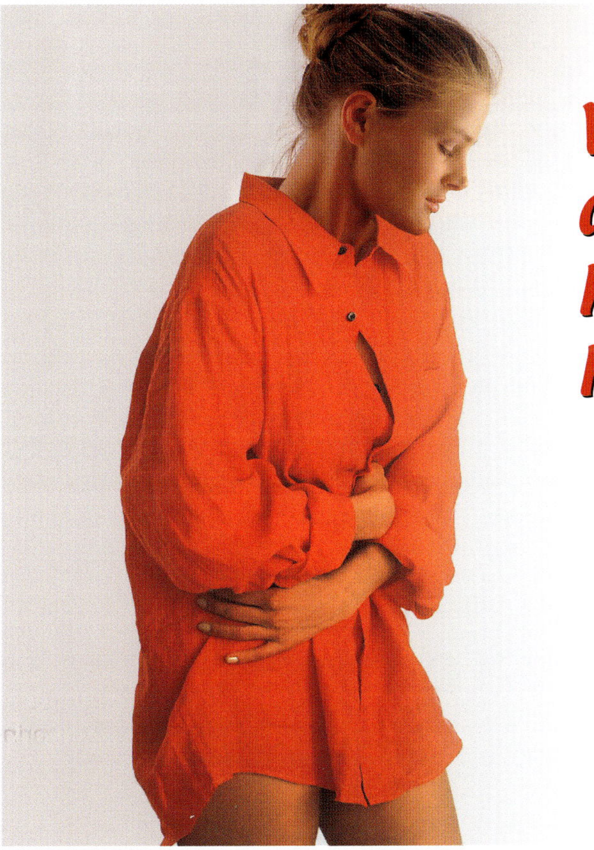

Wenn die Galle hochkommt

Bitternuss-Tropfen nach Alkoholgenuss

Wenn man etwas zu viel getrunken hat, dann nimmt man 15 Tropfen von der Bitternuss – Nux Vomica genannt – auf ein Stück Vollkornbrot und kaut dieses gut.

Am Institut der Pharmakologischen Klinik in Rio de Janeiro, Brasilien, hat eine Untersuchung ergeben: Wenn ein Alkoholiker täglich 3 bis 5 Tassen Bohnenkaffee trinkt, dann reduziert sich sein Alkoholkonsum bald um mehr als die Hälfte. Manche kommen auf diesem Weg ganz davon los.

Mariendisteltee und Stutenmilch entgiften die Leber

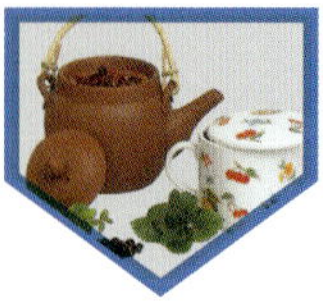

Zur Entgiftung und Stärkung der Leber verordnen heute viele Ärzte das regelmäßige Trinken von Mariendisteltee aus der Apotheke. Trinken Sie 3 Wochen lang 3-mal täglich 1 Tasse ungesüßt. Oder aber Sie machen, wie es der Arzt Dr. Gustav Skreiner in einer Studie nachweisen konnte, eine 3-Monate-Kur mit Stutenmilch. Sie trinken entweder täglich 1/4 Liter frische Stutenmilch oder nehmen 3-mal täglich 1 Stutenmilchkapsel aus der Apotheke mit etwas Flüssigkeit.

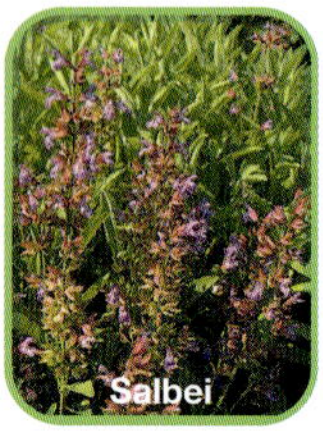

Diese Therapien geben der Leber neue Kraft. Nutzen Sie die leberaufbauende Kraft des Inhaltsstoffes Cynarin in der Artischocke und trinken Sie 3 Wochen lang täglich 3 Tassen Artischockentee aus der Apotheke. Nehmen Sie vor den Mahlzeiten in etwas Wasser 2 Esslöffel Artischockensaft aus dem Reformladen oder aus der Drogerie zu sich. Essen Sie möglichst oft Artischocken. Es gibt viele köstliche Rezepte. Essen Sie aber auch häufig Spargelgerichte. Trinken Sie 10 Tage lang 3-mal täglich 1 Tasse Salbeitee ungesüßt.

Ein Glas Milch gegen Gallensteinbildung

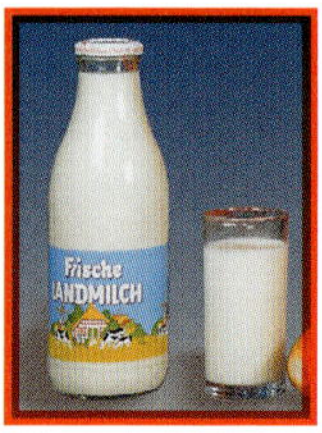

Rettich und Radieschen sind ideal zur Stärkung der Galle. Eine neue medizinische Erkenntnis besagt: Es ist sinnvoll, abends 1/4 Liter Milch zu trinken. Das entleert die Gallenblase vor dem Zubettgehen. Dadurch wird die Bildung von Gallensteinen erschwert.

Gallensteine durch zu viel Sonne

Übermäßiges Sonnenbaden erhöht neben der Gefahr eines Sonnenbrandes und von Hautkrebs auch das Risiko für Gallensteinbildung und Gallenbeschwerden. Das hat der holländische Arzt Dr. Stan Pavel von der dermatologischen Abteilung des Universitäts-Hospitals in Leiden, im Rahmen einer Studie an über 200 Personen herausgefunden. Die starke UV-Strahlung regt die Pigmentbildung an. Damit werden auch mehr Stoffwechselprodukte ausgeschieden. Diese sammeln sich in höheren Konzentrationen in der Galle an und können sehr schnell Steine bilden.

Olivenöl-Kur vertreibt Gallensteine

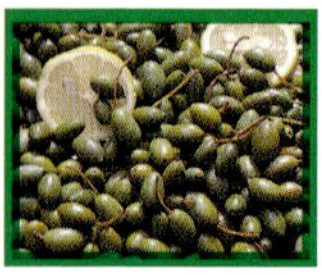

Nehmen Sie als Vorbereitung 14 Tage lang jeden Morgen und jeden Abend 1 Esslöffel Olivenöl ein. Dann kommt die eigentliche Kur. Trinken Sie morgens 1/8 Liter Olivenöl in kleinen Schlucken und legen Sie sich unmittelbar danach auf die rechte Seite ins Bett. Bleiben Sie 2 Stunden liegen. Sehr oft geht dann schon der erste Grieß ab. Sie sollten die Kur aber unbedingt mit Ihrem Arzt absprechen.

Quark (Topfen) und Bananen zum Entgiften der Leber

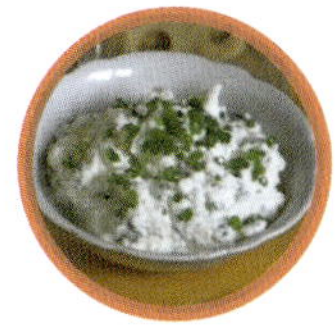

Sie sollten zur Leberentgiftung 3 Wochen lang auf jeglichen Alkohol verzichten und keine Nahrungsmittel aus der Dose essen. Ernähren Sie sich fettarm. Und machen Sie 1-mal im Monat eine Leber-Kur von 2 bis 3 Tagen. Am besten am Wochenende. Sie essen an diesen Tagen ausschließlich Topfen und Bananen. Zu den Hauptmahlzeiten gibt es Topfen, so viel Sie essen wollen, dazu mittags und abends bis zu 2 Bananen. Rauchen einstellen, täglich 2 Liter Mineralwasser trinken.

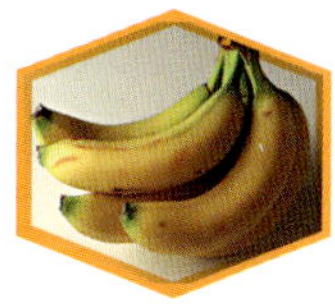

Optimal entschlacken mit roher Gurke und Spargel

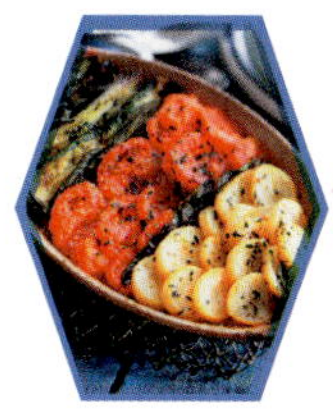

Sie sollten zur Entschlankung die wertvollen Inhaltsstoffe der Gurke nützen. Wenn Sie einige Zeit täglich 1/2 Salatgurke roh verzehren, dann werden sehr rasch Giftstoffe aus dem Körper transportiert. Die Nierentätigkeit wird aktiviert, Rheuma- und Gichtbeschwerden können reduziert werden. In unserer heutigen umweltbelasteten Zeit sollten viel mehr Menschen so eine Entgiftungs-Kur mit der Gurke durchführen.

Es ist wissenschaftlich nachgewiesen, dass ganz bestimmte Enzyme sowie die Aminosäure Asparagin im Spargel hervorragend entwässern und entschlacken. Man kann mit Spargel allein nicht abnehmen. Aber seine Vitalstoffe sind eine wunderbare Unterstützung jeder kalorienarmen Ernährung. Sie sollten einige Zeit täglich 500 g Spargel verzehren.

Was hilft bei zu viel Harnsäure?

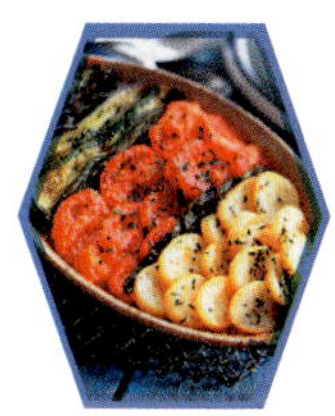

Verzichten Sie in nächster Zeit auf den Genuss von Fleisch. Essen Sie überwiegend rohes Gemüse und frisches Obst. Ganz besonders sinnvoll: Kopfsalat, Karotten, Rote Bete, Schwarze Johannisbeeren, Holunderbeeren, Milch und Milchprodukte. Absolut meiden müssen Sie: Pilze, Alkohol, Zitrusfrüchte, Hülsenfrüchte, Kohlgemüse und Spinat.

Machen Sie regelmäßig Bewegung: Gehen Sie Rad fahren, schwimmen und wandern. Meiden Sie geistige und körperliche

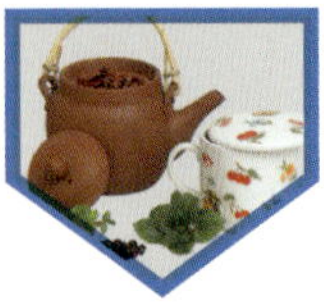

Überanstrengung. Auch das kann den Harnsäurespiegel in die Höhe treiben. Lassen Sie sich in der Apotheke folgende Kräuter mischen: 2 Teile Eichenrinde und 3 Teile Hauhechel. Davon 1 Teelöffel mit 1 Tasse kaltem Wasser zustellen, aufkochen, warm stellen. Weiters jeweils weiße Taubnesselblüten und 4 Teile Labkraut. Davon 2 Teelöffel in den bestehenden Kräutertee geben, alles 15 Minuten ziehen lassen. Durchseihen. 3 Wochen lang täglich 3 Tassen trinken: morgens auf nüchternen Magen, mittags vor dem Essen und abends 1/2 Stunde vor dem Schlafengehen.

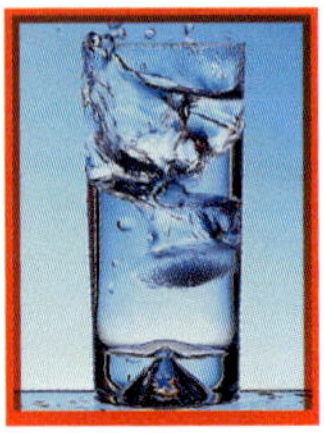

Gute Erfolge gegen zu viel Harnsäure erzielt man aber auch mit einer 3-Wochen-Kur mit täglich 3 Tassen Birkenblättertee. Nehmen Sie einige Zeit 3-mal täglich 10 bis 15 homöopathische Harnsäure-Tropfen, die sich aus den Säften der Berberitze und der Herbstzeitlose zusammensetzen. Trinken Sie über einen längeren Zeitraum täglich 2 Liter Mineralwasser. Oder machen Sie eine 3-Wochen-Kur mit täglich 1/2 Liter Grünen-Hafer-Tee (Apotheke, Reformhaus, Drogerie). Das Rezept stammt von dem legendären deutschen Schäfer und Pflanzenforscher Franz Vollmer.

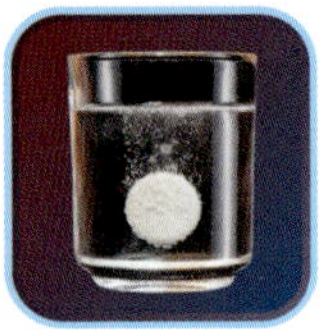

Oder Sie lösen täglich 1 Briefchen hoch dosiertes Magnesium-Granulat (Apotheke) in 1/4 Liter Wasser auf und trinken die Flüssigkeit in kleinen Schlucken. Trinken Sie 10 Tage lang täglich 1/4 Liter Rote-Bete-Saft (Reformladen).

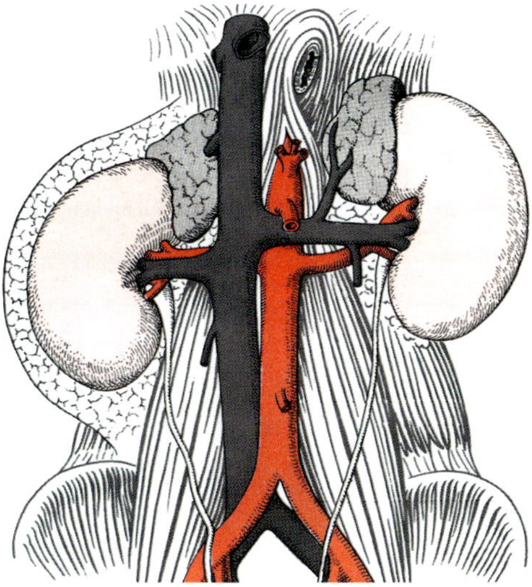

Wenn etwas an die Nieren geht

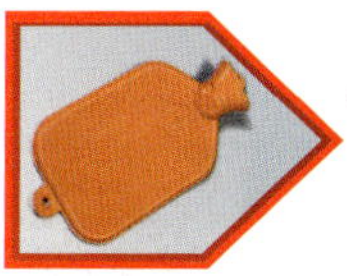

Heiße Umschläge und Käsepappel bei Blasen-Krämpfen

Derartige Krämpfe treten sehr häufig als Folge einer Blasenentzündung auf, und zwar aus Angst vor Schmerzen beim Wasserlassen. Tauchen Sie ein Tuch in heißes Wasser, wringen Sie es aus und machen Sie damit Umschläge auf den Unterleib. Oder legen Sie eine Wärmeflasche auf. Legen Sie ein Wolltuch darüber. Und machen Sie einmal am Tag ein heißes Sitzbad, dem Sie 2 Liter Käsepappeltee beifügen.

Blasenkatarrh – was hilft?

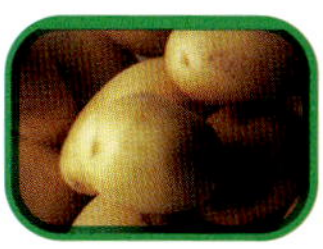

Der Blasenkatarrh muss ärztlich behandelt werden. Legen Sie sich unbedingt für ein paar Tage ins Bett. Allein schon die gleichmäßige Wärme wirkt heilend. Nehmen Sie 2- bis 3-mal die Woche ein ansteigendes Sitzbad. Das Wasser in der Wanne sollte etwa 35 Grad Celsius haben. Setzen Sie sich hinein und lassen Sie im Verlauf von 20 Minuten heißes Wasser dazu, sodass sich das Wasser auf 42 Grad erhitzt. Wer ein schwaches Herz hat, darf diese Maßnahme nicht durchführen. Garen Sie 3 Kilo Kartoffeln, zerdrücken Sie sie, so lange sie heiß sind, und legen Sie den Brei auf die Blasengegend. Ein trockenes Leinentuch darüber, 20 Minuten einwirken lassen. Essen Sie einige Male ein Kürbisgericht. Die Inhaltsstoffe dieses Gemüses fördern die Heilung.

Preiselbeersaft hilft bei Blasen-Reizung

Wissenschaftler der Frauenklinik in Boston, USA, haben erst kürzlich im Rahmen einer Studie herausgefunden: Preiselbeersaft verringert die Zahl der Bakterien in der Harnblase und senkt die Häufigkeit von Blasenentzündungen. Die Voraussetzung dafür: Man muss über einen längeren Zeitraum 1/4-Liter-Glas Preiselbeersaft trinken, mindestens acht Wochen lang. Sie sollten diese Kur in Absprache mit Ihrem Arzt durchführen.

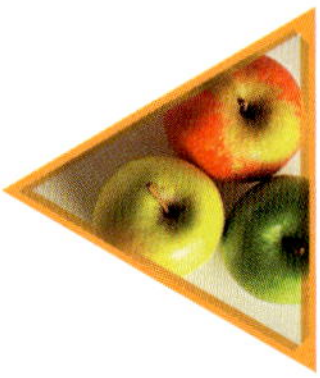

Sitzbäder und Obst bei Entzündungen der Prostata

Bei einer Prostataentzündung haben sich Sitzbäder sehr bewährt, die allerdings einige Zeit täglich durchgeführt werden sollten. Lassen Sie Wasser mit 35 Grad Celsius in die Wanne und gießen Sie 3 Liter Zinnkrauttee dazu.

Dann setzen Sie sich ins Wasser und lassen Sie im Laufe von 20 Minuten so viel heißes Wasser nach, bis es eine Temperatur von 42 Grad erreicht hat. Danach mit einem kalten Wasserstrahl kurz abbrausen. Wichtig ist, dass Sie reichlich rohes Obst essen.

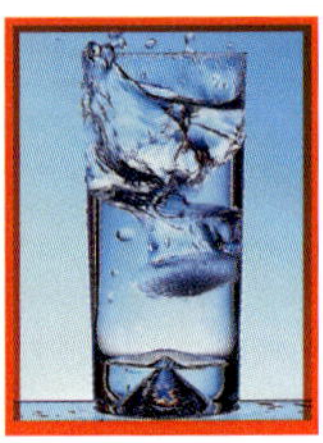

Viel Flüssigkeit und Bewegung treiben den Harnleiterstein aus

Prof. Dr. G. Steahler, Leiter der Abteilung Urologie am Klinikum der Universität Heidelberg, hat darauf hingewiesen, dass 90 % aller Harnleitersteine von selbst abgehen, wenn man gewisse Hausmittel anwendet: Reichlich Bewegung machen, wie etwa Rad fahren, Seilhüpfen, Treppen gehen, täglich 2 Liter Flüssigkeit trinken, Mineralwasser, Harntee, Sekt oder Weißbier, heiße Wannenbäder genießen, Wärmeflasche auflegen. Dabei ist es wichtig, ständig in ärztlicher Behandlung zu sein. Der Mediziner kann bei manchen Steinarten auflösende Mittel verordnen. Operationen führt man heute nur durch, wenn die Schmerzen nicht aufhören oder wenn eine Gefahr für die Niere besteht. Dann gibt es immer noch die Möglichkeit, dass man den Stein mit einer Schlinge durch die Harnröhre zieht oder einen Ultraschall-Steinzertrümmerer einsetzt.

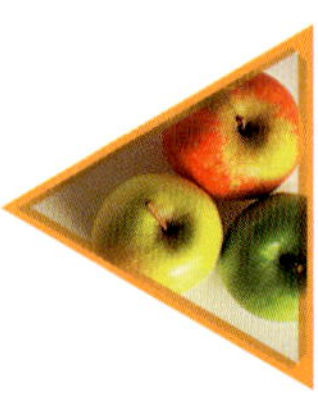

Apfelsaft und Meerrettich bekämpfen Harnstein-Bildung

Trinken Sie über einen längeren Zeitraum täglich 2 Liter naturtrüben Apfelsaft. Und bereiten Sie sich folgendes Spezialrezept zu: Übergießen Sie 10 dünne Scheiben frischen Meerrettich mit 1/4 Liter

Weißwein und lassen Sie das Ganze 12 Stunden stehen. Dann durchseihen und in kleinen Schlucken trinken.

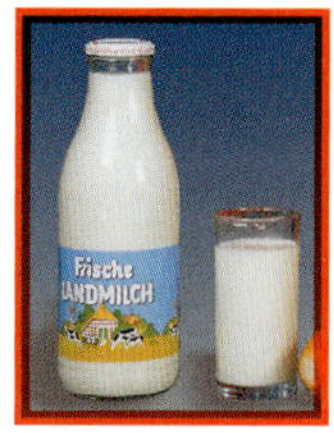

Keine Steinbildung durch Kalzium

Es besteht durch die Aufnahme von Kalzium keine Gefahr für Nierensteine. Im Gegenteil: Das Risiko wird sogar geringer. Der Mensch braucht für seine Gesundheit täglich 1.200 mg Kalzium, das beispielsweise 1 Liter Milch liefert.

Heißes Wasser und Bier bei einer Steinkolik

Diese Tipps werden auch von Ärzten immer wieder empfohlen: Setzen Sie sich in ein heißes Wannenbad, damit sich alle Gefäße weiten und der Stein weitertransportiert wird. Trinken Sie treibende Flüssigkeiten: Mineralwasser mit viel Gas, Bier oder Sekt. Machen Sie viel Bewegung.

Saftkuren und Bäder bei Funktionsstörung der Nieren

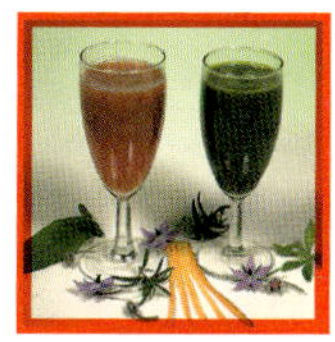

Nierenkrankheiten gehören in die Hand des Arztes. Zusätzlich machen Sie 2-mal die Woche ein Zinnkraut-Bad: 5 Handvoll Zinnkraut aus der Apotheke werden 1 Stunde lang in 3 Liter kaltem Wasser angesetzt. Dann einmal kurz aufkochen, 10 Minuten ziehen lassen. Nach dem Durchseihen die Flüssigkeit ins Badewasser gießen. Ein Bad sollte 25 Minuten dauern. Außerdem machen Sie einige Wochen eine Kur mit frischen Obst- und Gemüsesäften.

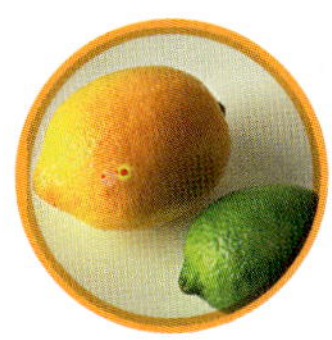

Trinken Sie jeden Morgen vor dem Frühstück einmal frisch gepressten Apfelsaft, dann wieder Birnensaft, Pflaumensaft, Traubensaft, Rote-Bete-Saft und Karottensaft. Geben Sie jedes Mal ein wenig Zitronensaft dazu.

Kakao ohne Zucker wirkt entwässernd

Das Gefährliche an der Trinkschokolade oder am Kakao ist – sowohl für die Figur als auch für die Zähne – der Zucker. Der Kakao selbst ist – was wenige wissen – für den Organismus gesundheitsfördernd. Er wurde bereits vor 400 Jahren als Heilmittel gelobt. Die Inhaltsstoffe der Kakaobohne helfen gegen zu hohes Fieber, gegen leichte Vergiftungen und machen aus dem Kakao-Getränk ein hervorragendes Mittel zum Entwässern und Durchspülen der Harnwege. Wenn Sie also Ihren geliebten Kakao trinken, dann nehmen Sie dazu so wenig Zucker wie möglich.

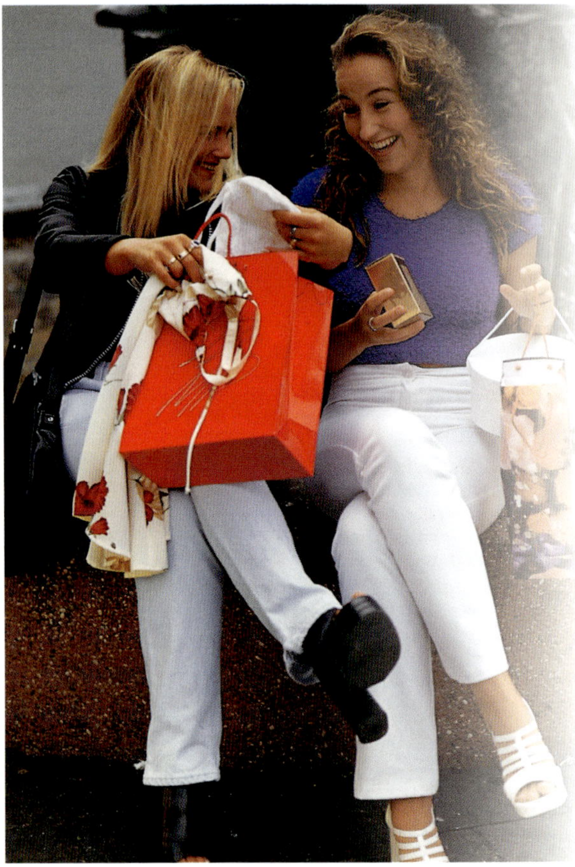

Frauen-fragen

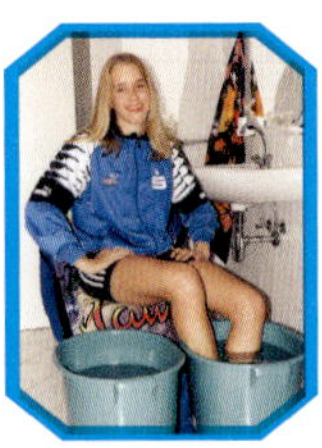

Apfelessig und Zinnkraut bei zu starker Regel

Nehmen Sie unmittelbar vor Beginn Ihrer Tage jeden Abend ein Fußbad, das zuerst lauwarm, schließlich durch Wasser-Nachgießen heiß sein soll. Die Füße sollten dann 20 Minuten im heißen Wasser sein. Schlafen Sie mindestens 10 Stunden pro Nacht. Tauchen Sie während der Tage ein Leinentuch in Apfelessig und legen Sie es auf den Unterleib auf. Und trinken Sie während der Zeit 3-mal täglich 1 Tasse Zinnkrauttee (Apotheke). Gegen die Krämpfe bewähren sich einige Zeit täglich 2 Kapseln Bienenpollen aus der Apotheke mit etwas Flüssigkeit.

Magnesium hilft gegen die Tage vor den Tagen

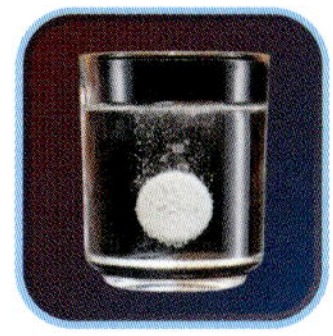

Nach neuesten wissenschaftlichen Untersuchungen leidet der Organismus der Frau vor ihren Tagen an einem Magnesium-Mangel. Sie sollten sich daher mit hoch dosiertem Magnesium aus der Apotheke versorgen, das Sie als Kautabletten oder als Granulat bekommen. Lassen Sie pro Tag 2 Kautabletten im Mund zergehen oder lösen Sie ein Kuvert Granulat in 1/4 Liter Wasser auf und trinken Sie es in langsamen Schlucken. Auch die Versorgung mit Nachtkerzenöl in flüssiger oder in Kapselform (Apotheke, Drogerie) bringt Erleichterung.

Naturarzneien bei schmerzhaften »Tagen«

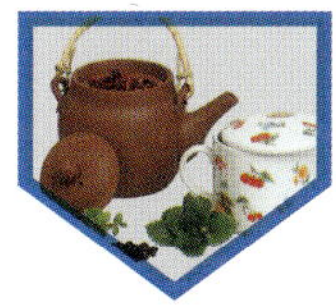

Da Mädchen und Frauen an diesen Tagen die lebenswichtige Gammalinolen-Säure nicht im Organismus produzieren können, sollten sie diese in Form von Borretsch- oder Nachtkerzenöl-Kapseln (Apotheke) zuführen. Auch das Trinken von Fencheltee, Pfefferminztee oder Kamillentee kann helfen. Sehr wirksam ist die Aufnahme von täglich 2 Kapseln Melmensia mit krampflösenden Komponenten von Kümmel- und Nachtkerzenöl, den Wirkstoffen der Schafgarbe, Propolis und Blütenpollen. Fragen Sie Ihren Apotheker.

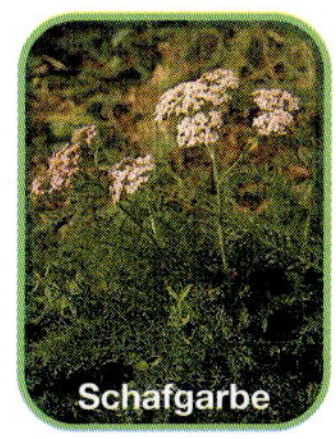

Schafgarbe

Moorbäder und Melisse bei schwacher Monatsregel

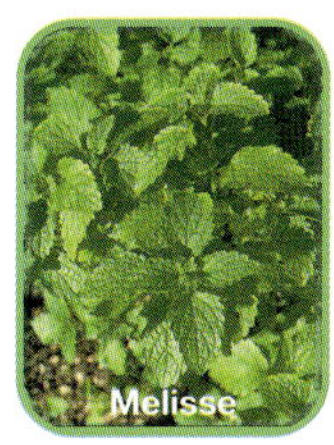

Melisse

Nehmen Sie bei zu schwachen Blutungen regelmäßig Moorbäder in der Badewanne. Das Extrakt können Sie in der Apotheke kaufen. Und trinken Sie 3 Wochen lang 3-mal täglich 1 Tasse Melissentee. Zusätzlich lassen Sie 3 Monate lang täglich morgens auf nüchternen Magen den Inhalt von 2 bis 3 Melbrosia-Kapseln (Apotheke) auf der Zunge zergehen. Ein Eisen-Präparat sollte vom Arzt verschrieben werden.

Jogurt und Wacholder bekämpfen Scheidenpilz

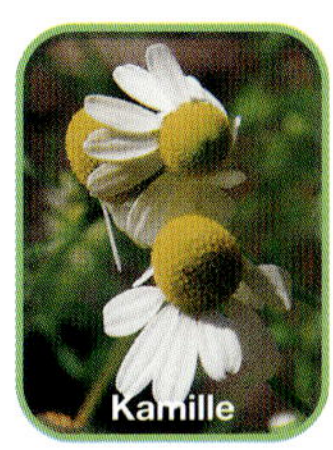

Kamille

Der Scheidenpilz gehört unbedingt in die Hand des erfahrenen Arztes. Zusätzlich aber wirken einige Hausmittel sehr zufrieden stellend: Nehmen Sie 2-mal die Woche ein Wacholder-Sitzbad. 1 gehäufter Esslöffel getrocknete Wacholderbeeren werden zerdrückt, mit 1 Liter kochendem Wasser überbrüht. Zugedeckt 15 Minuten ziehen lassen, durchseihen, dann die Flüssigkeit dem Badewasser beifügen. Das Sitzbad sollte 20 Minuten dauern.

Waschen Sie die Scheide täglich mit starkem Kamillentee und reiben Sie sie mit Bio-Jogurt ein. Zusätzlich sollten Sie die Immunkraft mit einem homöopathischen Mittel aus der Apotheke stärken: Echinacea ist zu empfehlen. Und: Gesund ernähren!

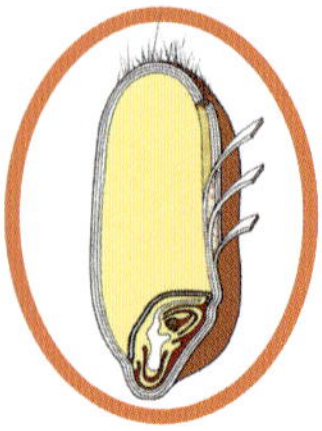

Propolis, Vitamin E und Salbei lindern Schamhaar-Jucken

Behandeln Sie die juckenden Stellen mit Propolis-Tinktur, die Sie mit Wasser verdünnt einreiben. Es ist ein natürliches Antibiotikum. Oder stechen Sie 2 bis 3 Vitamin-E-Kapseln mit je 200 internationalen Einheiten Vitamin E (Apotheke) auf und massieren Sie das flüssige Vitamin E ein. Auch Einreibungen mit Salbeitee können Hilfe bringen. Beobachten Sie die Entwicklung des Juckreizes. Er könnte auch das erste Anzeichen für eine Pilzinfektion sein.

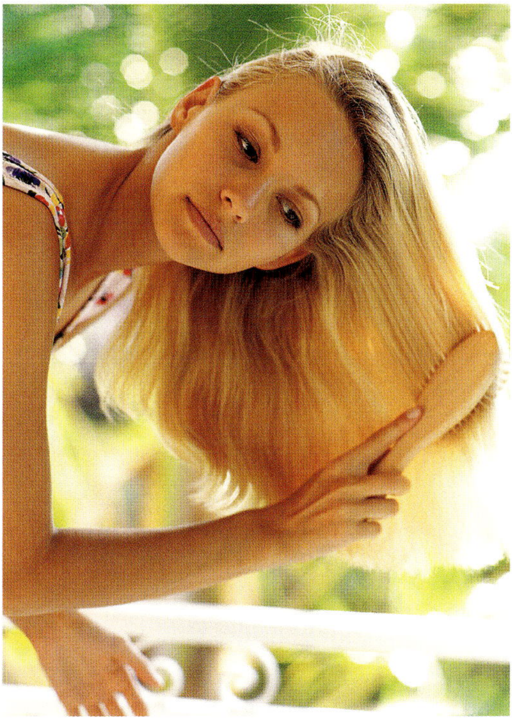

Haut und Haare

Vitamincocktail gegen die ersten zarten Falten

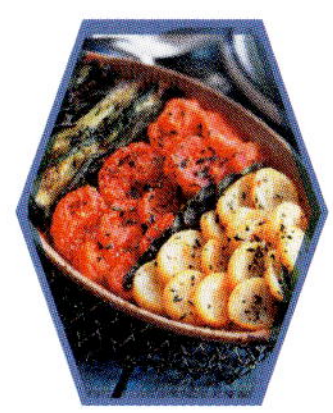

Wissenschaftler am internationalen Freiöl-Institut für Hautforschung in Nürnberg haben herausgefunden: Die Hautalterung und damit auch die Faltenbildung werden durch die so genannten »freien Radikale« – durch hoch aggressive Moleküle aus Umweltschadstoffen sowie aus dem Stoffwechsel – verursacht. Man kann sie mit Natursubstanzen bekämpfen: Bauen Sie in Ihre tägliche Ernährung die Vitamine A (Karotten, Spinat, Mais), C (Kiwis, Paprikaschoten) und E (Vollkornprodukte, Weizenkeimöl) ein.

Sauerkraut reinigt die Hautporen

Es gibt ein einfaches und sehr wirksames Rezept, das ich jeder Frau grundsätzlich zum Reinigen der Gesichtshaut empfehle: rohes Sauerkraut. Nehmen Sie 100 g Sauerkraut, drücken Sie es über einem Teller mit der bloßen Hand aus. Legen Sie sich entspannt hin und drücken Sie das Sauerkraut mit den Händen auf die Gesichtshaut, damit die Wirkstoffe – Vitamine und Mineralstoffe – in die Haut eindringen können. Bleiben Sie so 15 Minuten liegen. Dann weg mit dem Sauerkraut. Waschen Sie das Gesicht und massieren Sie eine hoch dosierte Vitamin-E-Salbe (Apotheke) ein.

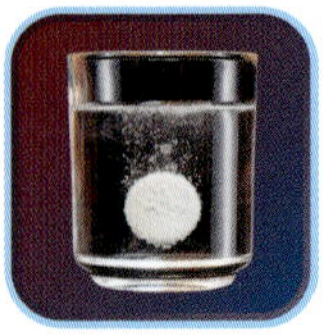

Naturcreme gegen raue Hautstellen

Vorerst sollten Sie einige Zeit jeden Tag eine Multivitamin-Brausetablette ohne Zucker aus der Apotheke mit 1/8 Liter Wasser zu sich nehmen, weil die Haut auch Vitamine von innen braucht.

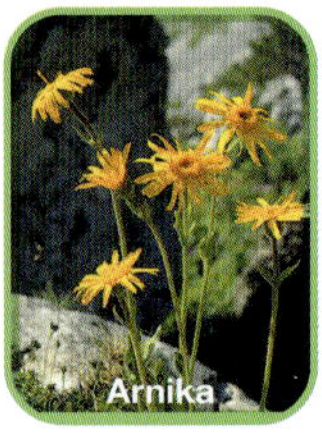
Arnika

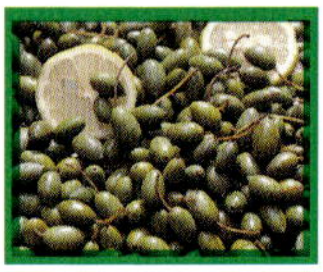

Für die äußere Pflege mischen Sie sich Ihre eigene Creme gegen raue Haut: 100 g kaltgepresstes Olivenöl, 150 g Mandelöl, 50 g Rizinusöl, 20 g Johanniskraut, 20 g Schafgarbe, 20 g Spitzwegerichblätter, 20 g Arnikablüten und 10 g zerstoßener Gurkensamen werden in einen Topf gegeben. Diesen stellen Sie ins Wasserbad. Die Masse muss 1 Stunde köcheln. Dann kommen 5 g Kampfer hinzu. Stellen Sie das Gemisch 5 Tage lang an einen dunklen, kühlen Ort. Beim Durchseihen durch ein Tuch die Pflanzen gut auspressen. Mandelöl nachgießen, bis das Ganze 300 g wiegt. Dann 30 g geschmolzenes Bienenwachs unter ständigem Rühren zugießen. Dann vom Herd nehmen und an einem kühlen Ort weiterrühren, bis sich eine Creme gebildet hat. Zum Schluss 5 g Lavendelöl dazumischen. Damit reiben Sie 2-mal am Tag die rauen Hautstellen ein.

Probieren Sie doch einmal einige Zeit lang 1- bis 2-mal die Woche ein Sahnebad. Das wirkt bei vielen Frauen mit trockener Haut ganz hervorragend. Geben Sie in eine kleine Schüssel 5 Esslöffel Sahne und 15 Tropfen Kamillenöl. Das Ganze gut verrühren. Dann gießen Sie die Mischung ins heiße Badewasser. Bleiben Sie 20 Minuten in der Wanne.

Maisstärke-Maske gegen große Poren

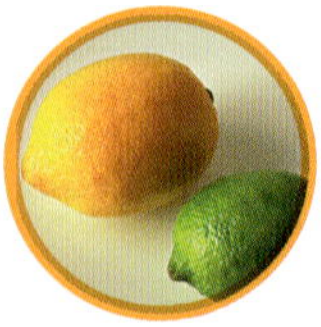

Bereiten Sie sich eine eigene, spezielle Gesichtsmaske zu, welche gezielt große Hautporen bekämpft. 30 g Maisstärke, 30 g Talkumpuder, 20 g Magnesiumkarbonat und 20 g Bockshornkleesamen-Pulver werden verrührt. 2 Esslöffel davon werden dann jeweils zum sofortigen Gebrauch mit 30 g Zitronensaft, 30 g Tomatensaft und 30 g Gurkensaft verrührt.

Tragen Sie diesen Naturbrei auf die Gesichtshaut auf und lassen Sie die Maske – am besten im Liegen – 15 Minuten einwirken. Nach dem Eintrocknen mit feuchter Watte entfernen. Danach mit einer Propolis-Creme pflegen.

Gurken-Cocktail für jugendliche Haut

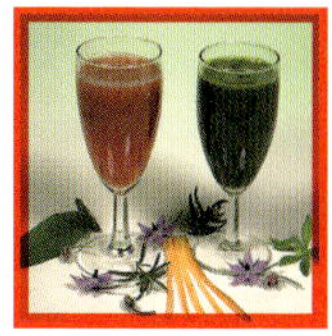

Trinken Sie 2-mal die Woche einen Gurken-Cocktail: Mixen Sie 1/4 Liter Buttermilch, 1/2 Salatgurke in Rädern, 1 Esslöffel gehackte Petersilie, 1 kleine Zwiebel und 1 Knoblauchzehe in Ihrem Mixer. Langsam trinken. Und äußerlich legen Sie sich 14 Tage lang jeden Abend die Masse einer gehobelten Gurke aufs Gesicht und lassen Sie das Ganze 15 Minuten einwirken.

Propolis-Tropfen und Salbei gegen unreine Haut

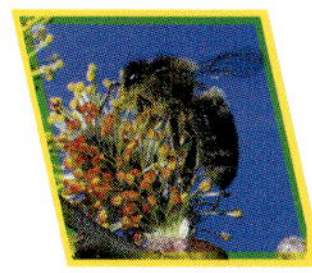

Reinigen Sie abends vor dem Zubettgehen Ihr Gesicht. Dann verrühren Sie 30 Tropfen Propolis-Tinktur oder Propolis-Tropfen (Apotheke) mit etwas Wasser und betupfen Sie damit die unreinen Hautstellen. Lassen Sie die Propolis-Flüssigkeit trocknen und über Nacht einwirken.

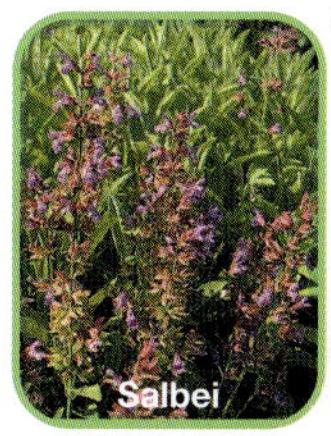

Das Heilkraut Salbei ist bekannt für seine hautreinigende Wirkung. Sie sollten in den nächsten 3 Wochen jeden Tag vor dem Zubettgehen 1/2 Liter Wasser mit 2 gehäuften Esslöffeln Salbeiblätter 3 Minuten kochen. Dann halten Sie 5 bis 10 Minuten lang Ihr Gesicht über den Salbeidampf. Sie werden sehen: Das reinigt die verstopften Hautporen.

Meerrettich gegen Sonnenflecken

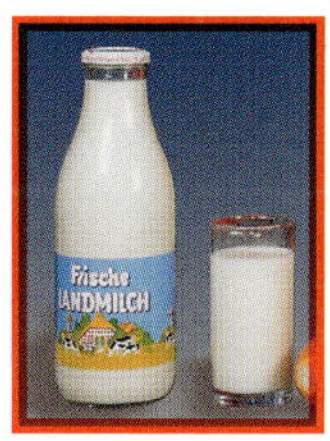

Gegen so genannte Sonnenflecken, die im Grunde nichts anderes als große Sommersprossen sind, gibt es einige wirkungsvolle Rezepte. Allerdings kann man die Flecken damit nicht vollkommen wegbringen. Man kann sie aber aufhellen und weniger sichtbar machen. Bringen Sie 1/2 Liter Milch zum Kochen. Rühren Sie 100 g geriebenen Meerrettich hinein. Nochmals kurz aufkochen, durchseihen. Ein Leinentuch eintauchen, leicht auswringen, vor dem Zubettgehen Umschläge auf die Haut machen. Erst am nächsten Morgen abwaschen.

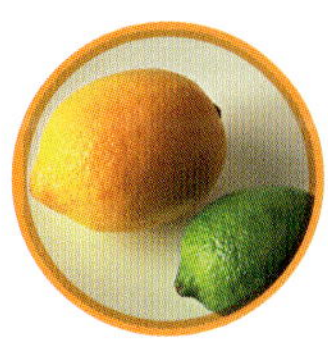

Oder: Schneiden Sie eine Zitrone in zwei Hälften und massieren Sie mit den Schnittflächen die Hautflecken. Lassen Sie den Zitronensaft ebenfalls über Nacht einwirken.

Besorgen Sie sich Hauswurzsaft aus der Apotheke oder Drogerie und reiben Sie damit wiederholt die Haut ein. Machen Sie eine 6 Wochen dauernde Kur mit täglich 1 Kapsel mit dem Spurenelement Selen. Und essen Sie in dieser Zeit 2-mal die Woche Hirse als Hauptgericht.

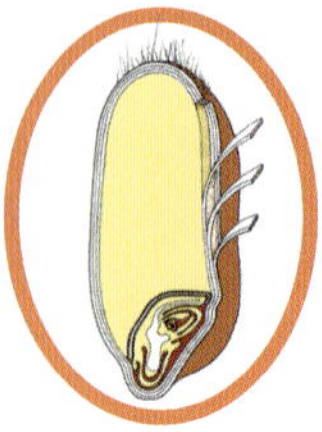

Jüngste amerikanische Untersuchungen haben ergeben, dass gezielte Kuren mit Vitamin E lästige und hässliche Flecken im Gesicht erfolgreich bekämpfen. Man nimmt 6 Wochen lang täglich 1 Kapsel Vitamin E aus der Apotheke mit etwas Flüssigkeit. Oder aber Sie reiben sich das Gesicht 2-mal am Tag mit einer hochdosierten Vitamin-E-Salbe aus der Apotheke ein.

In leichten Fällen nützt es mitunter, die Haut mit einer Gurkenscheibe einzureiben. Und: Verwenden Sie vor jedem Sonnenbad eine Sonnencreme mit besonders hohem Schutzfaktor, denn Altersflecken entstehen bei einer vererbten Anlage durch zu intensive Sonnenbestrahlung.

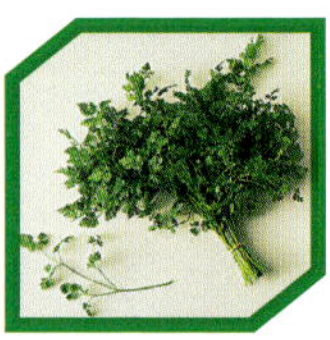

Petersilie gegen Gesichts-Äderchen

Viele erfahrene Kosmetikerinnen schwören auf die Petersilien-Maske, die man einige Zeit 1-mal die Woche auflegt. Wiegen Sie frische Petersilie ganz fein. Dann drücken Sie die Masse mit beiden Händen vorsichtig auf Ihren Teint, legen sich hin und lassen den Petersiliensaft 10 bis 15 Minuten einwirken. Parallel sollten Sie eine 6-wöchige Kur mit täglich 3 Stutenmilch-Kapseln und 1 Selen-Kapsel (Apotheke) durchführen.

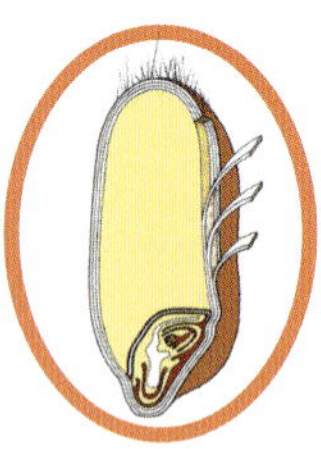

Heilerde bei Akne auf der Brust

Besorgen Sie sich Heilerde aus der Apotheke, rühren Sie aus 3 bis 4 Esslöffeln mit heißem Wasser einen dicken Brei an und tragen Sie diesen täglich auf die betroffenen Stellen auf der Brust auf. 20 Minuten einwirken lassen, dann wieder abwaschen.

Danach massieren Sie die Brust mit einer hoch dosierten Vitamin-E-Salbe aus der Apotheke ein. Nehmen Sie zusätzlich 3 Wochen lang täglich 1 Multivitamin-Brausetablette ohne Zucker (Apotheke).

Versuchen Sie Hefetabletten aus der Apotheke, die mit etwas Flüssigkeit genommen werden. Zusätzlich täglich 1 Zink-Brausetablette in etwas Wasser und 2-mal am Tag eine jodhaltige Salbe auftragen.

Quark- (Topfen-) Maske gegen Schwangerschafts-Pickel im Gesicht

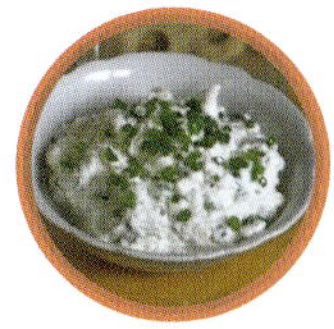

Sehr oft spielt die Haut bei schwangeren Frauen verrückt. Und sehr oft ist das auf den seelischen Stress zurückzuführen, den dieser Zustand mit sich bringt. Sie sollten einige Zeit jeden Tag folgende Gesichtsmaske anlegen: 4 Esslöffel Quark werden mit 4 Esslöffeln Rahm (saurer Sahne)verrührt. Dazu kommen ein Eigelb und 2 Esslöffel fein geriebene Karotten. Das Ganze aufs Gesicht legen und 5 Minuten einwirken lassen. Am besten, man legt sich dabei entspannt hin. Auch Gesichtsdämpfe mit Kamillentee können helfen.

Was tun bei blutender Akne?

Beruhigen Sie die Blutung und die entzündete Haut mit der Kraft der Aloe vera. Besorgen Sie 100 %igen Aloe-vera-Saft in der Apotheke. Tränken Sie mehrmals am Tag ein Papiertaschentuch damit. Betupfen Sie die betroffenen Stellen oder legen Sie es auf.

Mindestens 15 Minuten einwirken lassen, eventuell Auflage wiederholen. Pflegen Sie die Haut danach mit einer hoch dosierten Vitamin-E-Salbe aus der Apotheke.

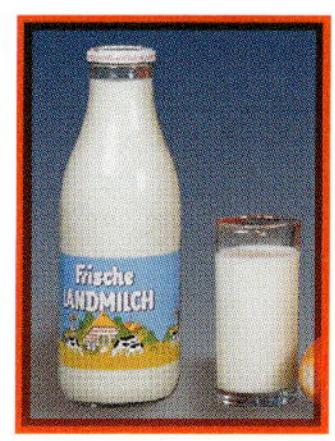

Kalzium gegen Juckreiz nach dem Sonnenbad

Juckende Haut nach Sonnenbestrahlung ist sehr oft der Beweis für einen Kalzium-Mangel im Körper. Sie sollten diesen Mineralstoff in größeren Mengen zuführen: Trinken Sie täglich Milch. Essen Sie Jogurt und Käse. Oder nehmen Sie einige Zeit ein Kalzium-Präparat aus der Apotheke.

Sellerie und Birnen erhalten die Urlaubsbräune länger

Gehen Sie auch nach dem Urlaub – mit Maß und Ziel – weiter in die Sonne. Essen Sie häufig Birnen und Sellerie. Sie enthalten bräunende Phenol-Substanzen. Essen Sie Grapefruits. Sie liefern das bräunende Bergamotte-Öl. Oder nehmen Sie einige Zeit Kapseln aus der Apotheke, die das Provitamin A Betakarotin enthalten. Betakarotin konserviert die Bräune der Haut.

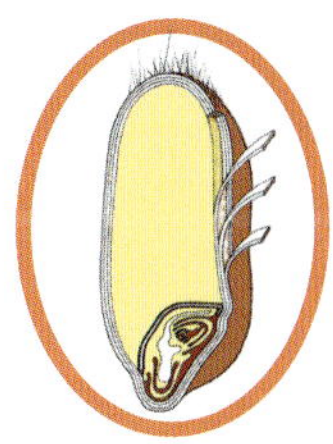

Was hilft bei Gesichtshaut-Jucken?

Besorgen Sie sich Weizenkeimöl (Reformladen), wie man es für das Anrichten von Salat verwendet, und massieren Sie die Gesichts-

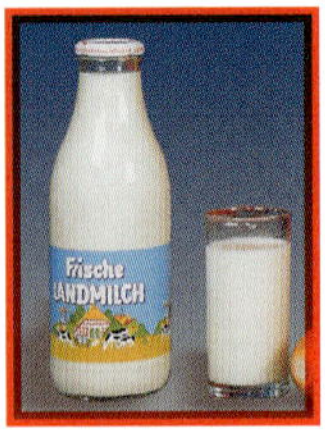

haut damit 2-mal am Tag ein. Das darin enthaltene natürliche Vitamin E beruhigt die Haut. Führen Sie Ihrem Organismus reichlich und regelmäßig den Mineralstoff Kalzium zu: Trinken Sie täglich 1/2 bis 3/4 Liter Milch oder Jogurt, zumindest einige Zeit.

Wenn Sie Milchprodukte nicht vertragen, dann besorgen Sie sich ein Kalzium-Präparat aus der Apotheke. Verwenden Sie zur Reinigung Ihres Gesichts keine der üblichen Seifen, sondern ein medizinisches Waschstück aus der Apotheke. Folgende Kräutertees – jeweils 3 Wochen lang 3-mal täglich 1 Tasse – machen die Gesichtshaut stabil gegen Juckreiz: Brennnesseltee, Liebstöckelwurzeltee oder Pfefferminztee. Die Tees müssen ungesüßt getrunken werden.

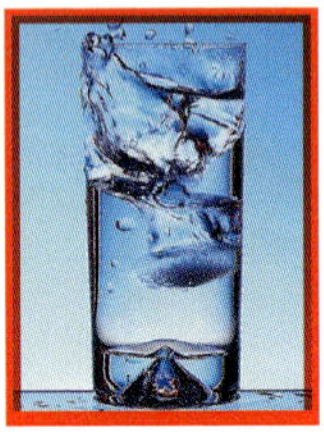

Trinken Sie regelmäßig Mineralwasser, das reichlich Kieselsäure enthält. Und essen Sie 2-mal pro Woche Speisen aus Goldhirse. Sehr empfehlenswert ist das tägliche Einreiben der Haut mit Essigwasser. Das alles stärkt den Säureschutzmantel der Haut.

Zinnkraut bei Schwangerschaftsstreifen

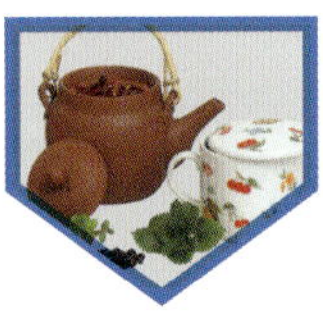

Grundsätzlich sollte eine schwangere Frau schon vorher durch vorsorgliche Pflege gegen starke Schwangerschaftsstreifen vorbeugen. Wenn Sie aber bereits darunter leiden, so sollten Sie sich die Erfahrungen moderner Ärzte und Kosmetikfachleute zunutze machen.
Kochen Sie sich mehrmals am Tag starken Zinnkrauttee, tauchen Sie ein Leinentuch ein und legen Sie es sich auf die betreffenden Hautstellen. Oder besorgen Sie sich im Kosmetikfachhandel eine Salbe, wie sie auch gegen Cellulitis eingesetzt werden kann.

Was hilft bei übermäßigem Schwitzen?

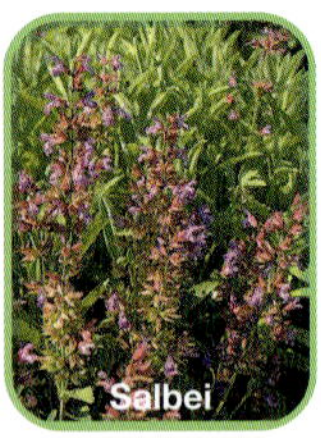

Machen Sie eine Salbei-Kur: 10 Tage täglich 1 Liter Salbeitee trinken. Duschen Sie am Morgen den ganzen Körper zuerst sehr warm, dann kalt ab. Und reiben Sie anschließend die Körperstellen, die übermäßig schwitzen, mit Franzbranntwein-Gel ein. Oder bereiten Sie sich eine Mischung aus 3 Teilen warmem Wasser und 1 Teil Apfelessig. Dann tauchen Sie einen Lappen ein und reiben damit die betroffenen Körperstellen ein.
Halten Sie sich, so oft Sie Zeit dazu haben, in der freien Natur auf. Führen Sie Luftbäder durch und setzen Sie Ihren Körper unbekleidet der Luft aus.

Gurke und Meisterwurz gegen Damenbart

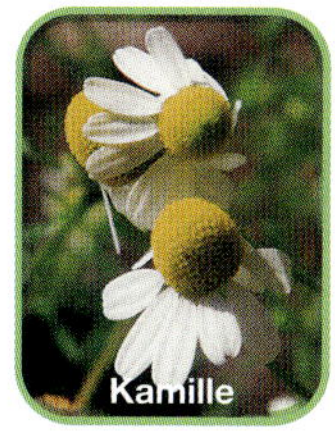

Mehr Frauen, als man vermutet, leiden unter dem so genannten Damenbart. Die Medizin spricht von Hirsutismus. Die schmerzhafte Methode ist das mühevolle Ausreißen der Haare mit einer Pinzette. Danach muss die Haut durch Einreibungen mit Ringelblumen- oder Kamillensalbe gegen Entzündungen geschützt werden. Mitunter hilft es, wenn man wochenlang die Haut mit frischem Gurkensaft einreibt.

Nehmen Sie einige Wochen lang 2-mal täglich je 1 Messerspitze Meisterwurz-Wurzel-Pulver aus der Apotheke ein. Wenn das alles nicht hilft, müssen Sie zum Frauenarzt gehen und klären, ob ein Hormonproblem dahinter steckt.

Mit Ananas-Saft, Äpfeln und Laserstrahl gegen Warzen

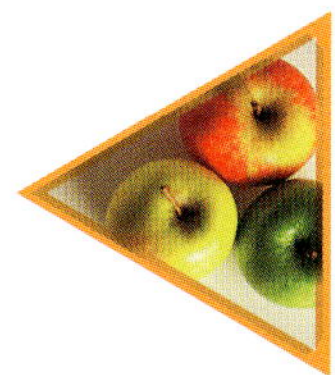

Versuchen Sie einige wirksame Hausmittel: Tauchen Sie einen Wattebausch in frischen Ananassaft und legen Sie ihn auf die Warze auf. Sie können auch ein Stück Ananas darauf binden. Die Enzyme der Frucht lösen die Warze mit der Zeit. Sehr wirksam kann auch das ständige Einwirken des frisch gepressten Saftes eines sauren Apfels sein. Oder aber Sie lassen sich die Warze mit einem CO2-Laser – also mit einem Lichtstrahl – wegdampfen.

Schwacher Haarwuchs – was hilft?

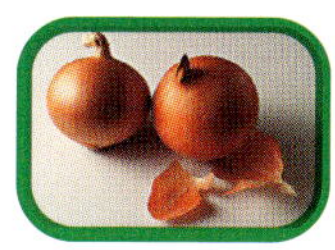

Bürsten Sie Ihr Haar jeden Morgen und vor dem Waschen mit einer Naturborstenbürste, und zwar gegen den Strich. Schneiden Sie 1 rohe Zwiebel in dünne Scheiben, legen Sie sich diese ins Haar, binden Sie ein Tuch darüber und lassen Sie diese kuriose Packung 1-mal pro Woche über Nacht einwirken.

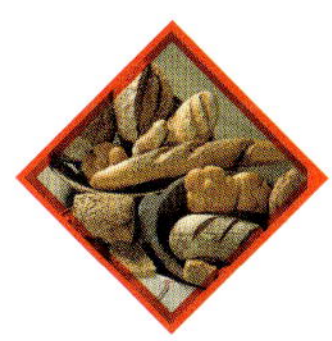

Stellen Sie Ihre Ernährung auf Vollwertkost um: Müsli, Vollkornteigwaren, Naturreis, Hirse.

Waschen Sie Ihre Haare ausschließlich mit einem Brennnesselabsud: eine Handvoll getrocknete Brennnesselblätter (Apotheke, Drogerie) 5 Minuten in 1 Liter Wasser und 1 Liter Apfelessig kochen. Durchseihen und sehr warm verwenden. Reiben Sie die Kopfhaut mindestens 1-mal am Tag mit Klettenwurzelöl (Apotheke) ein.

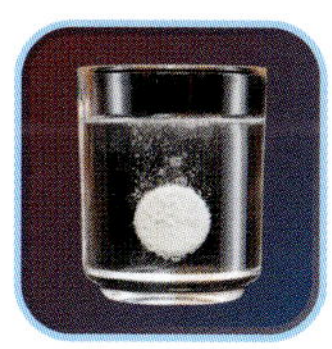

Trinken Sie einige Wochen täglich 1/8 Liter Mineralwasser mit 1 Multi-Vitamin-Brausetablette ohne Zucker (Apotheke). Kauen Sie anstelle von Schokolade und Bonbons Trockenfrüchte, vorwiegend Pflaumen, Datteln und Feigen.

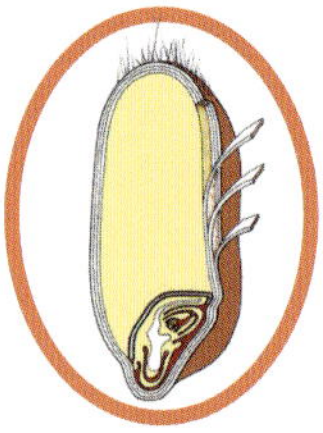

Aus Untersuchungen des bekannten deutschen Wissenschaftlers und Frauenarztes Prof. Dr. Arthur Wischnik vom Zentralklinikum Augsburg geht hervor, dass gerade im Frühling und Frühsommer bei Haar- und Hautproblemen sowie bei schlechter Laune sehr oft ein Mangel am Spurenelement Zink die Ursache ist.

Bauen Sie in nächster Zeit möglichst oft Naturprodukte in Ihren Speiseplan ein, die reich an Zink sind: Meeresfisch, Austern, Haferflocken, Weizenkeime. Oder machen Sie eine Kur mit schnell verfügbarem Zink D in Tablettenform (Apotheke).

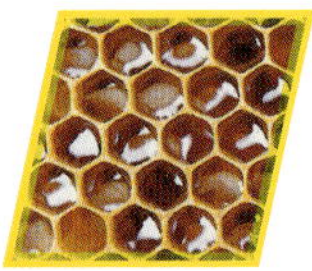

Eier, Honig, Sesamöl gegen trockenes Haar

Bereiten Sie sich bei trockenem Haar selbst einen sehr wirkungsvollen Haar-Balsam zu, eine Pflege-Packung, mit der Ihr Haar wieder glänzend, weich und gut frisierbar wird. Verrühren Sie in einer Schüssel 1 Ei, 1 Teelöffel Honig und 2 Teelöffel Sesamöl (Apotheke, Reformhaus) mehrere Minuten lang mit einem Schneebesen. Dann verteilen Sie diese Packung gleichmäßig auf Ihr Haar. Massieren Sie vor allem auch die Haarspitzen ein. Nun geben Sie ein warmes Handtuch über den Kopf. 30 Minuten einwirken lassen. Dann Haare waschen, spülen.

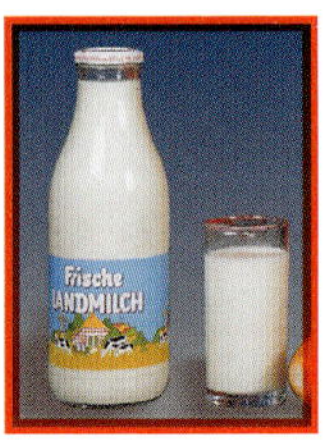

Frau Prof. Dr. Eva-Maria Kokoschka von der Universität Wien rät zu einer Kur von innen: Essen Sie Müsli, Champignons, Milch, Jogurt, Käse, Hähnchenbrust, Hirsebrei, Meeresfisch und Austern. Damit bekommt Ihr Haar wertvolle Vitamine, Mineralstoffe und Spurenelemente.

Besorgen Sie sich aus der Apotheke Nachtkerzenöl-Kapseln, nehmen Sie sie ein, stechen Sie aber auch die Kapsel auf und reiben Sie zusätzlich das Öl in die Kopfhaut. Der Wirkstoff Neobonsen aus dem Nachtkerzenöl gibt dem Haar neue Kraft für Gesundheit und Schönheit.

Schuppen mit Juckreiz: Pilze sind schuld!

Schuppen im Haar mit Juckreiz haben in den meisten Fällen ihre Ursache in einem lästigen Hautpilz. Es handelt sich an der Kopfhaut um einen Hefepilz mit dem Namen Pitysporum ovale. Er setzt sich auf die Talgdrüsen der Kopfhaut und vermehrt sich dort rasant.

Sie sollten Ihre Haar regelmäßig mit einem Antischuppenmittel (Apotheke) pflegen, das ein spezielles Anti-Pilzmittel enthält. Es handelt sich dabei um die medizinische Substanz Ketoconazol.

Haarschuppen – was hilft?

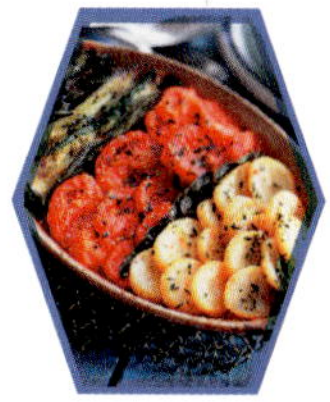

Essen Sie reichlich frisches Obst und Gemüse. Trinken Sie 3 Wochen lang jeden Morgen auf nüchternen Magen 1 Schnapsgläschen Brennnesselsaft aus dem Reformladen. Waschen Sie sich 2-mal die Woche das Haar mit einer eigenen Rezeptur: 2 Esslöffel Bockshornkleesamen werden in 1 Liter Wasser 1/2 Stunde gekocht. Durchseihen. Nehmen Sie einige Zeit täglich 10 Tropfen Zinnkraut-Tinktur aus der Apotheke in etwas Wasser ein. Bereiten Sie sich selbst Ihr eigenes Anti-Schuppen-Öl: 100 g frische Brennnesseln auspressen. Den Saft mit 200 g Wasser 10 Minuten kochen. 50 g Seifenkrautwurzeln aus der Apotheke dazugeben und das Ganze noch einmal 10 Minuten kochen. Dann durchseihen und mit 200 g Rizinusöl mischen. Dieses Öl massieren Sie einen Monat lang jeden Abend gründlich in die Kopfhaut ein. Nehmen Sie unterstützend gegen Schuppen 2 Monate lang jeden Tag 1 Multivitamin-Brausetablette ohne Zucker aus der Apotheke in 1/8 Liter stillem Mineralwasser. Machen Sie eine Ei-Kur: Verteilen Sie 2 Eigelb im Haar und massieren Sie diese 10 Minuten lang in die Kopfhaut ein. Danach mit lauwarmem Wasser abspülen. Kochen Sie 4 Teelöffel getrocknetes Thymian-Kraut (Apotheke, Drogerie) in 1/2 Liter Wasser auf. Dann 10 Minuten ziehen lassen und durchseihen. Über die sauberen Haare gießen, sanft einmassieren und trocknen lassen. Nicht nachspülen und nicht föhnen. Besondere Erfolge erzielen viele Betroffene mit Kastanienwasser: 60 g Edelkastanienblätter werden mit 1 Liter Wasser aufgegossen. 15 Minuten ziehen lassen, durchseihen. Damit werden regelmäßig Haare und Kopfhaut eingerieben.

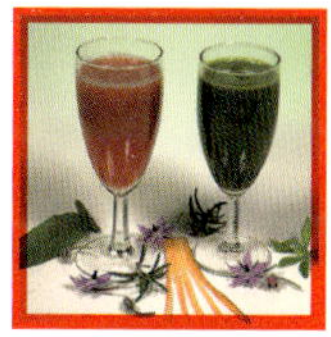

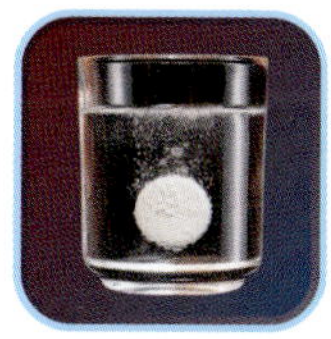

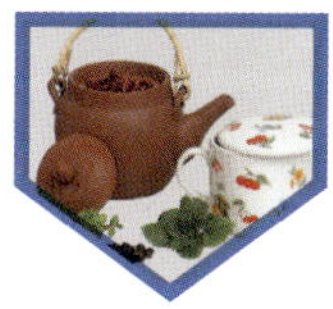

Oder: Lassen Sie sich in der Apotheke 5 Teile Lupinensamen, 3 Teile Frauenmantel-Blätter und 3 Teile Weidenrinde mischen. Davon kochen Sie 110 g in 1 Liter Wasser 10 Minuten lang. Damit waschen Sie eine Zeitlang jeden Abend Kopfhaut und Haare.

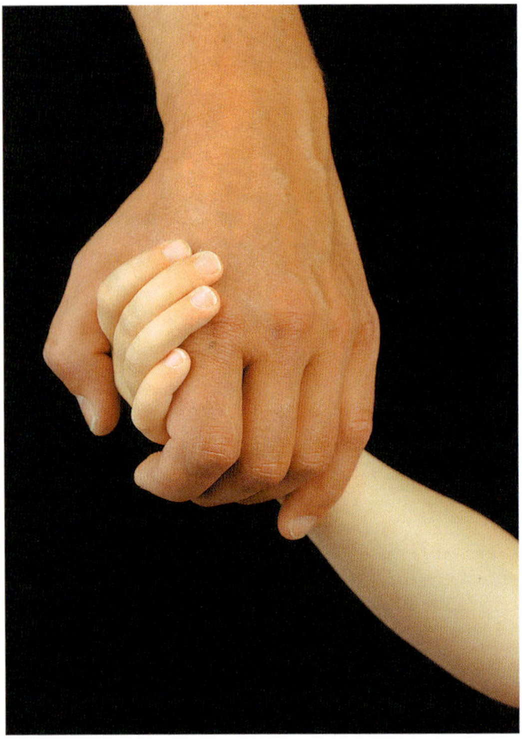

Zarte Hände

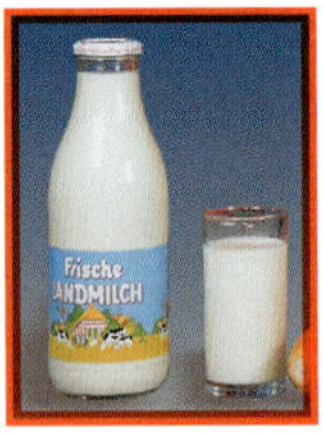

Salz und Milch machen raue Hände zart

Reiben Sie die Hände kurz mit einem Spezialbrei ab: Mischen Sie etwas Kochsalz aus der Küche mit etwas Milch zu einer dicken Masse. Spülen Sie das Ganze gleich nach der Massage wieder ab. Dieses Rezept dürfen Sie nur für die Hände verwenden, nicht aber für das Gesicht.

Kalte Finger: Thymian, Bürstenmassagen und der Orangentrick

Baden Sie Ihre Hände regelmäßig in Thymiantee, Rosmarintee oder Pfefferminztee. Das wirkt durchblutungsfördernd. Pflegen Sie Ihre Hände regelmäßig mit Bürstenmassagen. Auch Warm-Kalt-Wechselbäder für die Hände sind sinnvoll.

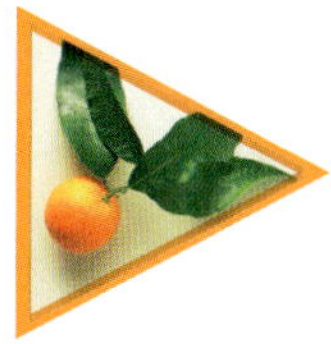

Schälen Sie eine Orange, teilen Sie die Schale in kleine Stücke und drücken Sie die einzelnen Stücke aus, sodass die ätherischen Öle direkt auf die Haut der Hand spritzen. Gut einreiben. Danach reiben Sie die Hand mit asiatischem Tigerbalm (Apotheke) ein. Dabei sollten Sie eifrig Fingerübungen machen.

Was hilft gegen den Tennisarm?

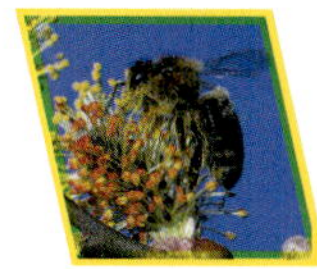

Reiben Sie die betroffenen, schmerzenden Stellen mit Propolis-Massage-Salbe (Apotheke) ein. Legen Sie 3-mal die Woche über Nacht die gute alte Enelbin-Kaolin-Tonerde (Apotheke) auf, ein Tuch darüber binden, über Nacht einwirken lassen. Oder legen Sie Quark (Topfen) in ein Tuch und binden Sie dieses an das Handgelenk. Nach dieser Behandlung wird der Arm mit Essigwasser gewaschen, gut abgetrocknet und mit asiatischem Tigerbalm eingerieben.

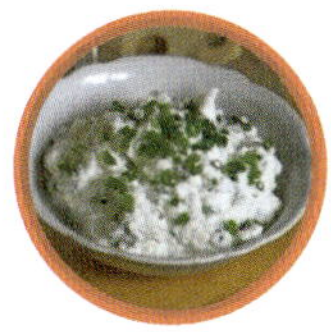

Gegen ein Wiederauftauchen des Tennisarms sollten Sie, sobald Sie keine Schmerzen mehr haben, mehrmals täglich mit der betreffenden Hand einen Tennisball ganz fest kneten.

Ton-Erde gegen Gelenk-Arthrose

Besorgen Sie sich aus der Apotheke eine Tube Rheuma-Paste aus Kaolin-Tonerde. Es handelt sich dabei um hochwertiges, mineralstoffhaltiges Enelbin-Kaolin mit Aluminiumsilikat. Erwärmen Sie die Paste, tragen Sie sie mit einer Spatel auf die schmerzenden Stellen auf und lassen Sie sie einige Stunden einwirken. Wenn Sie besser auf Kälte reagieren, legen Sie die Ton-Paste vor Gebrauch 2 Stunden in den Kühlschrank.

Zwiebel und Kräuter heilen eitriges Nagelbett

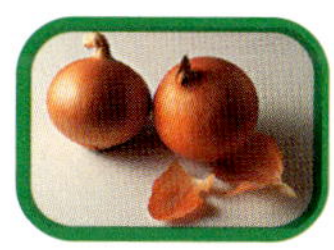

Schneiden Sie abends eine Zwiebel ganz klein, legen Sie sie auf die kranke Stelle auf und binden Sie ein Tuch darüber. Über Nacht einwirken lassen. Am Morgen mit Aloi-vera-Saft (Apotheke) waschen, frische Zwiebel auflegen. Das geht nur, wenn Sie nicht allergisch gegen Zwiebeln sind.

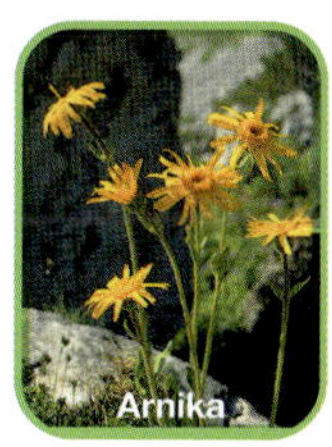

Und baden Sie den eitrigen Finger mehrmals am Tag in folgendem Kräutertee: Mischen Sie Arnika und Kamille zu gleichen Teilen. 1 Esslöffel mit 1 Tasse kochendem Wasser überbrühen, 10 Minuten ziehen lassen, durchseihen.
Wenn das Nagelbett nicht heilt, müssen Sie zum Arzt gehen.

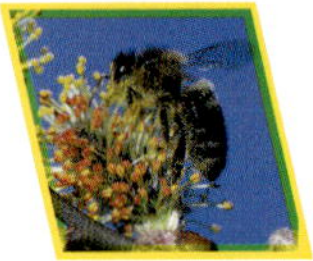

Propolis bei Sehnenscheidenentzündung

Reiben Sie die schmerzenden Stellen 3-mal täglich mit Propolis-Salbe ein. Tragen Sie die Salbe dick auf und legen Sie für einige Stunden ein Leinentuch darüber. Zuerst verstärken sich die Schmerzen. Doch bereits am dritten Tag tritt eine deutliche Besserung ein. Mitunter sind nach einer Woche die Schmerzen ganz weg.

Tannenharz-Umschlag lockt kleine Splitter

Wenn Sie sich bei Holzarbeiten einen Splitter eingezogen haben, sollten Sie einen Umschlag mit Tannenharz machen. Besorgen Sie sich bei einem Gärtner oder einem Forstmeister Baumharz von einer Tanne, tragen Sie es auf die Stelle, an der der Holzspan sitzt, auf, geben Sie ein Leinentuch darüber und lassen Sie das Harz 2 bis 3 Tage einwirken.

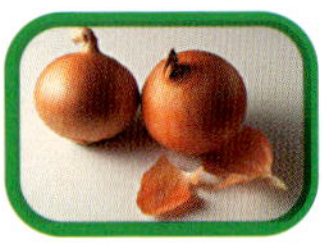

Sie können den Splitter aber auch durch Auflegen von Zwiebelscheiben aus dem Finger ziehen, sofern Sie nicht allergisch auf Zwiebel reagieren. Probieren Sie am besten beides.

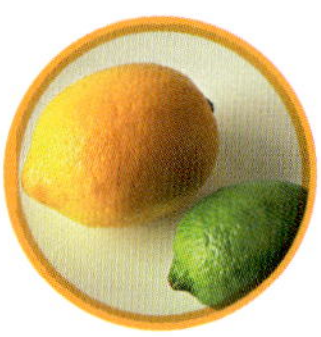

Zitrone, Salmiak und Senfmehl gegen Küchengerüche an den Händen

Zwiebelgeruch verschwindet, wenn Sie ins Waschwasser einige Tropfen Salmiakgeist geben. Geruch und braune Flecken vom Kartoffelschälen bekommen Sie mit Zitronensaft weg. Fischgeruch verschwindet, wenn Sie die Hände mit Senfmehl oder mit Kaffeesatz waschen. Viele andere Gerüche kann man mit Buttermilch entfernen.

Haferflocken und Lauch heilen rissige Hände

Zerstoßen Sie rohe Vollkornhaferflocken oder nehmen Sie Haferflockenmehl aus dem Reformladen. Mit lauwarmem Wasser zu einem Brei verarbeiten. Damit reiben Sie sich mehrmals am Tag die Hände ein. Geben Sie davon auch täglich ins Wasser, in dem Sie die Hände waschen. Außerdem ist es hilfreich, wenn Sie frischen Lauch auspressen und den Saft mit Ihrer Handcreme verrühren.

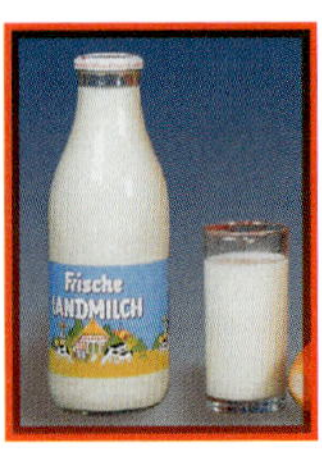

Apfelessig und Buttermilch gegen spröde Haut

Das Wasser sowie Spül- und Reinigungsmittel in der Küche zerstören den Säureschutzmantel der Haut, entziehen ihr Fett und Feuchtigkeit. Reiben Sie Ihre Hände nach dem Waschen mit gesäuertem Wasser ein. Ideal dafür: eine Mischung von Wasser und Apfelessig (Reformladen) im Verhältnis 50 zu 50. Danach reiben Sie die Hände mit etwas Buttermilch ein.

Mandelöl und Zucker bei rauer Haut

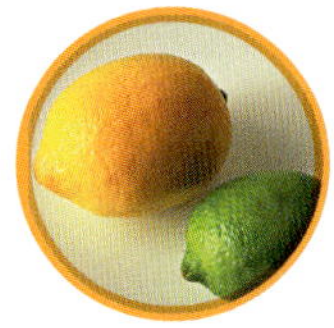

Das schnellste Rezept gegen raue Hände: Mischen Sie etwas Puderzucker aus der Küche mit ein paar Tropfen Mandelöl aus der Apotheke und reiben Sie dann fest damit die Hände ein. Sie bekommen dadurch eine sanfte, zarte Haut. Oder Sie mischen 20 g Mandelöl, 30 g Glyzerin, 50 g Zitronensaft und 20 g Kölnisch Wasser. Massieren Sie davon kleine Mengen in die Hände ein.

Kribbeln in den Fingern ist oft Eisenmangel

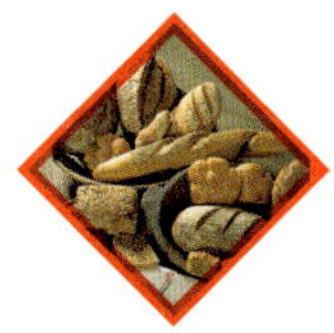

Kribbeln in den Händen ist sehr oft das Alarmzeichen für einen Eisenmangel. Essen Sie in nächster Butterbrot mit Zeit rohem, gehacktem Schnittlauch. Bevorzugen Sie Vollkornprodukte. Knabbern Sie Sonnenblumenkerne. Essen Sie Hähnchenfleisch. Da ist überall Eisen drinnen.

Was hilft bei brüchigen Fingernägeln?

Führen Sie jede Hausarbeit mit schützenden Gummihandschuhen durch. Essen Sie reichlich Vollkornprodukte. Bauen Sie vor allem Gerichte mit Hirse in Ihren Speiseplan ein. Reiben Sie die Nägel täglich mit Zitronensaft ein. Verwenden Sie zur Nagelpflege ausschließlich eine Diamant- oder Sandblattfeile. Gönnen Sie Ihren Nägeln Handbäder in lauwarmem Olivenöl mit etwas Zitronensaft. Nehmen Sie einige Zeit Eisen-Vitamin-Tonikum oder Eisen-Vitamin-Dragees (Apotheke) zu sich. Massieren Sie regelmäßig Nagelcreme ein.

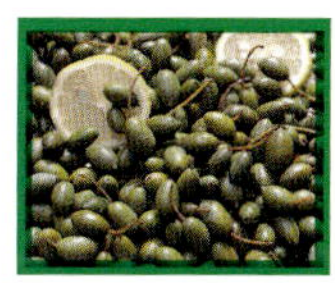

Sie müssen Ihrem Körper reichlich vom Mineralstoff Kalzium und vom Spurenelement Silizium, auch Kieselsäure genannt, zuführen. Essen Sie Milchprodukte. Sie liefern das Kalzium. Der optimale Lieferant für das Spurenelement Kieselsäure ist das Zinnkraut. Machen Sie eine Kur mit Zinnkraut-Kräutertabletten (Reformhaus). Das ist ein Rezept der Schweizer Heilpflanzenforscherin Dr. Helen Dünner.

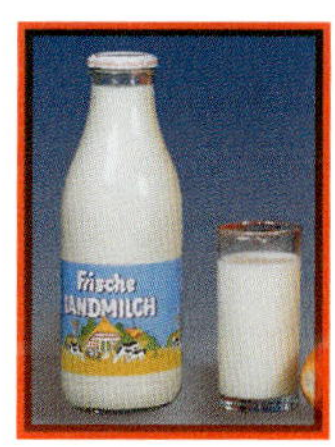

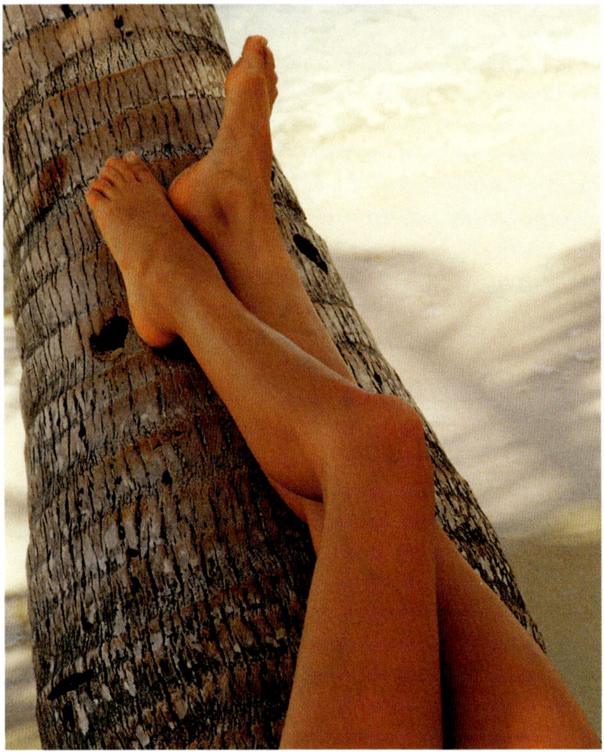

So helfen Sie den Füßen auf die Beine

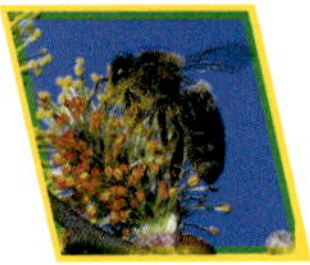

Fußschmerzen nach durchtanzter Nacht – was hilft?

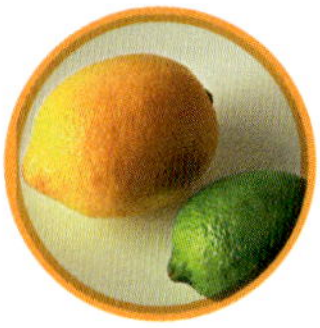

Lagern Sie die Beine hoch und ruhen Sie sich auf diese Weise mindestens eine Stunde aus. Massieren Sie die Füße mit Propolis-Heilsalbe (Apotheke) ein. Nehmen Sie Fußbäder mit Kamillentee oder mit heißem Wasser, dem Sie eine Handvoll Kochsalz beigefügt haben. Reiben Sie die Füße nach so einem Fußbad mit Zitronenscheiben ein. Reiben Sie die Füße abends vor dem Zubettgehen und morgens nach dem Aufstehen kräftig mit Melissengeist ein, besonders im Bereich der Ferse und der Zehen. Besonders rasch erholen sich die Füße nach einer durchtanzten Ballnacht, wenn Sie zwei Gurken im Mixer pürieren und damit die Füße kräftig einreiben oder wenn Sie vielleicht sogar zwei Stunden in Socken umherlaufen, die Sie vorher mit dem Gurkenbrei gefüllt haben.

Schmerzen im Fußgewölbe: Kälte kann schnell helfen

Sie sollten immer eine Dose Fruchtsaftkonzentrat im Kühlschrank haben. Sie hat genau die ideale Größe. Legen Sie sie auf den Boden und rollen Sie den betroffenen Fuß mehrmals über die Dose. Die Kälte und die Massage lindern den Schmerz.

Sie sollten aber bei nächster Gelegenheit zu einem Orthopäden gehen.

Knoblauch und Sex gegen kalte Zehen

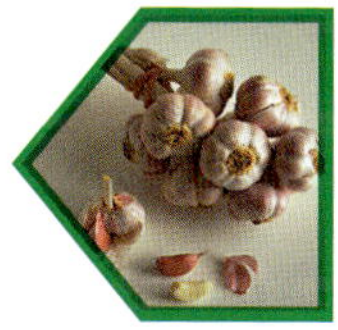

Wenn es sich um Durchblutungsstörungen handelt, dann wäre es sinnvoll, wenn Sie täglich Wechselfußbäder nehmen würden. Auch Fuß- und Zehenmassagen bringen Erfolg. Essen Sie einige Zeit täglich 3 frische Knoblauchzehen oder nehmen Sie regelmäßig Knoblauch-Präparate.

Es könnte sich aber auch um einen so genannten »Morbus Rhenaux« handeln. In diesem Fall werden Stoffwechselstörungen und Verkrampfungen im Unterleib als Ursache genannt.

Die Wissenschaft tappt da vielfach noch im Dunkeln. Studien aber haben ergeben, dass die Kälte in den Füßen bei vielen Frauen vergeht, wenn sie regelmäßig ein erfülltes Liebesleben genießen können.

Zwiebelbrühe bei Cellulite

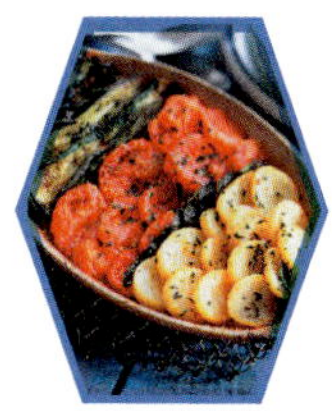

Ärzte und Kosmetikfachleute wissen heute längst, dass man die Orangenhaut – von den Fachleuten Cellulite genannt – nur mit einem Kombinations-Programm erfolgreich bekämpfen kann.

Man muss sich gesünder ernähren und einige Zeit Fleisch und Wurst vergessen, dafür mehr rohes Gemüse und frisches Obst essen. Man muss täglich 3 Liter Mineralwasser trinken. Man muss regelmäßig Bewegung machen und Freizeitsport betreiben: Rad fahren, schwimmen, Gymnastik. Und man sollte die betreffenden Hautstellen massieren.

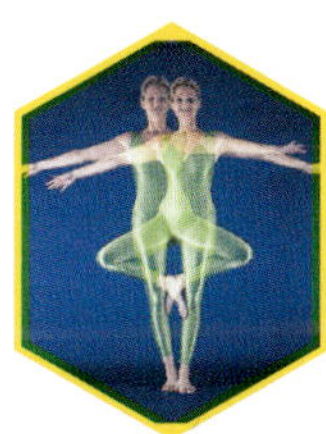

Als zusätzliches Hausmittel bewährt sich die Zwiebelbrühe: Eine große, geschälte Zwiebel wird fein gehackt, mit einer Tasse kochendem Wasser überbrüht. Über Nacht zugedeckt ziehen lassen. Morgens auf nüchternen Magen vor dem Frühstück die abgeseihte Flüssigkeit trinken. Eine Kur sollte drei Wochen dauern.

Besenreiser werden nicht zu Krampfadern

Aus Besenreisern werden keine Krampfadern. Bei Besenreisern handelt es sich lediglich um eine Erweiterung kleinster Venen in den äußersten Hautschichten. Allerdings weisen die Besenreiser auf ein schwaches Bindegewebe hin und sind ein deutliches Warnsignal für die Bildung von Krampfadern an den tief unter der Haut liegenden Venen. Lassen Sie sich gründlich vom Arzt untersuchen.

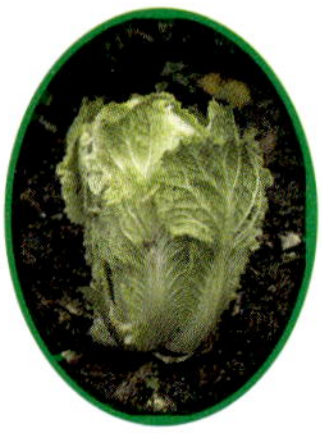

Mit Weißkohl gegen Krampfadern

Die Natur wartet mit einigen Möglichkeiten auf. Trinken Sie im Rahmen einer Kur 3 Wochen lang 3-mal täglich 1/4 Liter Weißkohlsaft (Reformladen).

Parallel dazu kaufen Sie Weißkohl, schneiden Sie die Blätter klein, geben Sie sie in ein Tuch und legen Sie dieses – mit den Kohlblättern zur Haut – auf die betroffenen Stellen an den Beinen. Ideal: mittags und abends, jeweils 25 Minuten lang. Wenn Sie in Eile sind, massieren Sie die Beine mit Ringelblumensalbe (Apotheke) ein. Kochen Sie eine Handvoll Eichenrinde (Apotheke) in 2 Liter Wasser. Durchseihen, auskühlen lassen, ein Leinentuch eintauchen, auswringen und damit mehrmals am Tag Wadenwickel machen. Wenn die Krampfadern stärker werden, müssen Sie zum Arzt gehen.

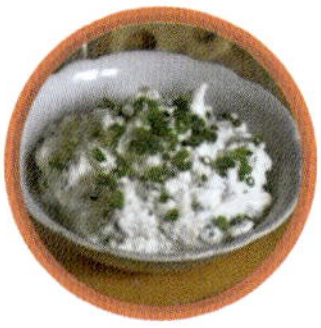

Was hilft bei einer Venenentzündung?

Legen Sie die Beine bei jeder Gelegenheit hoch. Auch nachts. Vermeiden Sie zu langes Stehen.

Legen Sie auf die schmerzenden Stellen frischen Topfen auf und wechseln Sie die Auflage alle 2 Stunden. Über den messerrückendick aufgetragenen Quark muss ein Tuch gewickelt werden.

Mischen Sie 2 Liter warmes Wasser mit 10 Esslöffeln Johanniskraut-Tinktur aus der Apotheke oder Drogerie. Tauchen Sie ein Leinentuch ein, wringen Sie es aus und legen Sie es auf die schmerzenden Stellen.

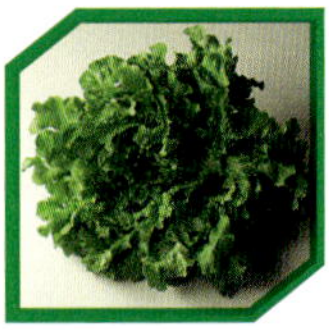

Kopfsalat gegen geschwollene Füße im Sommer

Es gibt ein ganz einfaches und wirkungsvolles Hausmittel gegen geschwollene Füße im Sommer: Zerreißen Sie mit den Fingern die Blätter des Kopfsalates, drücken Sie sie, dass der Saft austritt und legen Sie sie auf die Schwellungen. Binden Sie ein Leinentuch darüber und lassen Sie die Säfte des Salates 1 Stunde auf die Füße einwirken. Oder füllen Sie die Socken mit den Salatblättern, ziehen Sie sie dann über und tragen Sie sie den ganzen Tag. Dann können die pflanzlichen Wirkstoffe ebenfalls intensiv auf die Füße einwirken. Sehr wirksam ist diese Therapie auch mit großen, saftigen Farnkrautblättern.

Meerrettich und Kartoffeln im Einsatz gegen Gicht

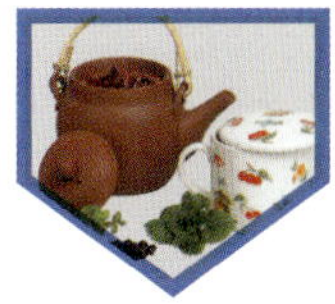

Wenn Sie erhöhte Harnsäurewerte haben, sollten Sie kein Fleisch und keine Rindsuppe essen, vorwiegend rohes Obst und Gemüse (außer Spargel). Trinken Sie täglich 2 Liter Heidekrauttee (Erikatee). Schneiden Sie eine Meerrettichwurzel ganz fein und kochen Sie diese in 1 1/2 Liter Wasser. Durchseihen und 1 Woche lang jeden Morgen 1 Tasse auf nüchternen Magen morgens trinken.

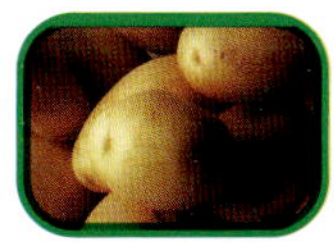

Legen Sie heiße, zerdrückte Kartoffeln auf die schmerzenden Gichtknoten. Und reiben Sie sie danach mit Franzbranntwein-Gel (Apotheke) ein. Halten Sie eine purinarme Diät ein, um Gichtanfällen vorzubeugen.

Milch und Ringelblumen gegen Verstauchungen

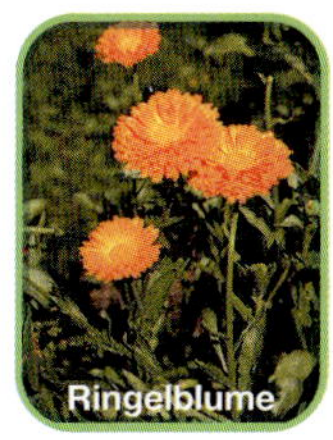

Erhitzen Sie 1/2 Liter Milch, geben Sie etwa 10 bis 15 getrocknete Ringelblumen-Blütenköpfe hinein, lassen Sie das Ganze 10 Minuten ziehen. Dann durchseihen, ein Leinentuch eintauchen, auswringen und auf die schmerzenden Stellen auflegen. Wiederholen Sie die Auflagen mehrmals am Tag.

Sauerrahm gegen rissige Fersen

Reiben Sie die betroffene Ferse einige Zeit morgens und abends mit Sauerrahm oder mit Hirschtalgsalbe ein.

Was hilft gegen Wadenkrämpfe?

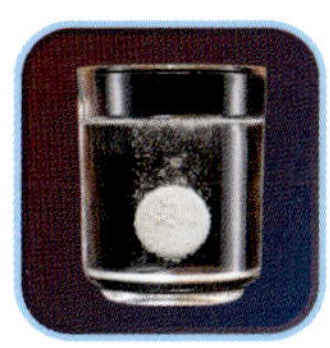

Trinken Sie täglich 2 bis 3 Liter Mineralwasser, das reichlich den Mineralstoff Magnesium enthält. Bei starken Krämpfen nehmen Sie ein Magnesium-Präparat in hoher Dosierung aus der Apotheke. Trinken Sie nur ganz wenig Alkohol. Bauen Sie als Beilage öfter Naturreis ein. Er enthält auch große Mengen an Magnesium.

Tauchen Sie ein Tuch ins heiße Wasser, wringen Sie es etwas aus und legen Sie es sich um die Waden. Als erste Hilfe, wenn der

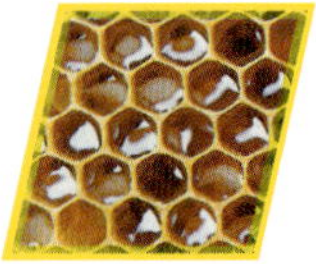

Krampf kommt: Treten Sie ganz fest mit dem betroffenen Fuß gegen die Wand und drücken Sie die Fußsohle einige Zeit dagegen. Massieren Sie die Waden. Lassen Sie einen Teelöffel Honig langsam im Mund zergehen.

Zwiebel und Rizinusöl bekämpfen Hühneraugen

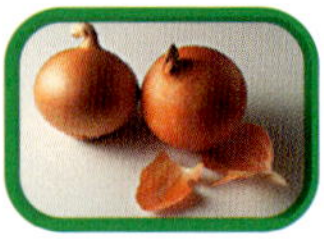

Baden Sie den betroffenen Fuß regelmäßig in heißem Seifenwasser. Das Hühnerauge wird dadurch erweicht und eine erfahrene Pediküre kann es herausschneiden. Sie sollten das selbst nicht tun.

Schneiden Sie eine Scheibe Zwiebel ab, binden Sie diese auf das Hühnerauge und wickeln Sie ein Stück Stoff darüber. Der Zwiebelsaft löst in vielen Fällen den Kern des Hühnerauges.

Zusätzlich: Tragen Sie nur bequemes, niemals zu enges Schuhwerk. Reiben Sie das Hühnerauge regelmäßig mit Rizinusöl ein.

Salbeitee und Holzasche bekämpfen Fußschweiß

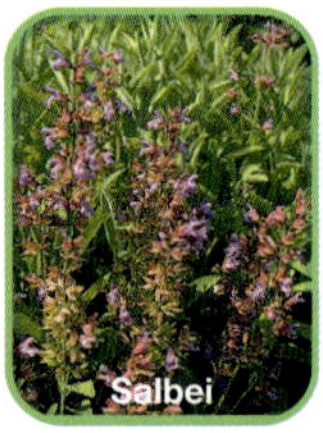

Salbei

Tragen Sie bei Neigung zu Schweißfüßen ausschließlich Baumwollstrümpfe, die Sie häufig wechseln müssen. Laufen Sie viel barfuß umher – im Freien und zu Hause.

Trinken Sie 3 Wochen lang dreimal täglich 1/4 Liter Salbeitee und baden Sie die Füße abends in Salbeitee. Oder nehmen Sie jeden Tag ein heißes Fußbad, dem Sie 2 Hand voll Holzasche (Drogerie) und 2 Hand voll Kochsalz beifügen.

Naturheilrezepte gegen Fußpilz

Grundsätzlich ist zu sagen: Fußpilz ist keine harmlose Erkrankung und muss unbedingt vom Arzt behandelt werden. Es wäre verantwortungslos, das nicht zu tun. Allerdings gibt es Naturheilrezepte, mit denen man die medizinische Behandlung erfolgreich unterstützen kann.

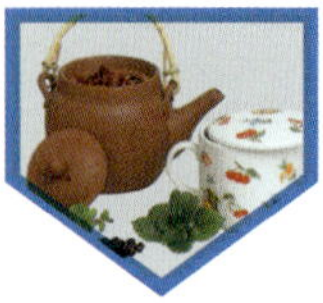

Trinken Sie folgenden Kräutertee zur Stärkung der Abwehrkräfte gegen den Pilzbefall: 2 Teelöffel Brennnesselblätter (Apotheke) mit 1 Tasse kochendem Wasser übergießen, 10 Minuten ziehen lassen, durchseihen. Täglich 3 Tassen trinken.

Und baden Sie jeden Tag Ihre Füße in jeweils 1 Liter Molke, die Sie mit 1 Liter Wasser verdünnen. Auch Fußbäder in Eichenrindentee sind sinnvoll.

Was hilft bei Warzen?

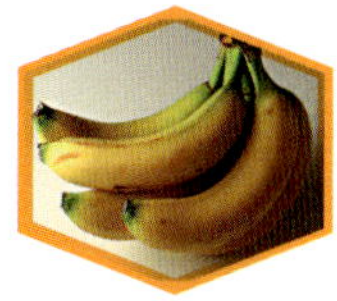

Reiben Sie die Warzen mit Rizinusöl (Apotheke) ein. Stärken Sie Ihre Abwehrkräfte gegen Warzen und nehmen Sie täglich eine Kapsel mit dem Spurenelement Selen mit den Vitaminen A und E (Apotheke). Schneiden Sie von einer frisch geschälten Bananenschale ein Stück ab, legen Sie dieses mit der weichen Innenseite der Schale auf die Warze und befestigen Sie es mit einem Leukoplast. Über Nacht einwirken lassen. Jede Nacht ein frisches Stück auflegen. Hartnäckige Warzen muss der Hautarzt entfernen.

Meerrettich-Bäder bei Frostbeulen

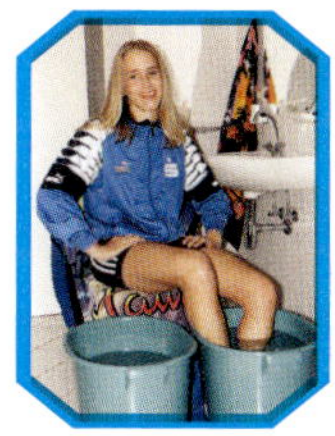

Sehr wohl tuend und heilend wirken Bäder mit Meerrettich. Hier das Rezept: 2 Esslöffel geriebener Meerrettich werden mit 1 Liter heißem Wasser übergossen, 15 Minuten ziehen lassen.

Dann das Ganze in einen Eimer mit warmem Wasser geben und die Füße 15 Minuten darin baden. Bereiten Sie sich einige Tage lang jeden Abend ein solches Fußbad zu.

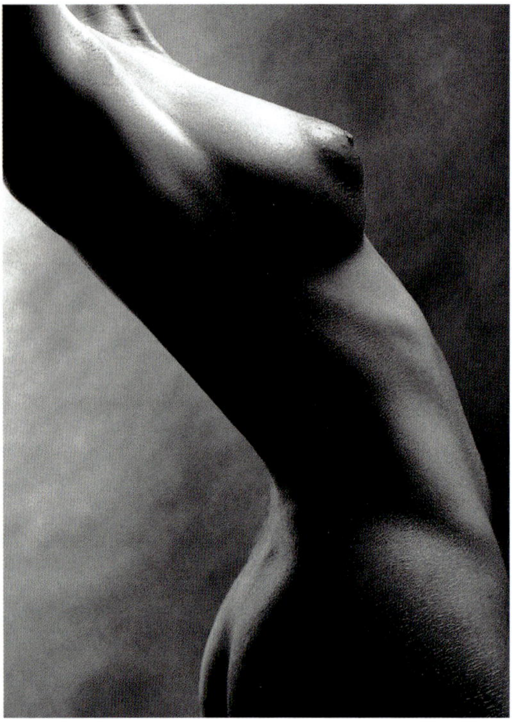

Das Kreuz mit dem Kreuz: Ischias, Rheuma, Arthrosen

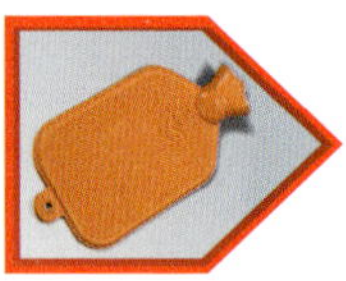

Wärmeflasche und Tennisball bekämpfen Rückenschmerzen

Saunabesuche helfen, Rückenschmerzen zu lindern. Ebenso regelmäßige Einreibungen mit asiatischem Tigerbalm oder Franzbranntwein-Gel (Apotheke). Als Erste-Hilfe-Maßnahme legen Sie sich auf den Boden und betten Sie zwischen die Schulterblätter eine mit etwas Wasser gefüllte Gummiwärmeflasche oder einen Tennisball. Sofort lässt der Schmerz nach.

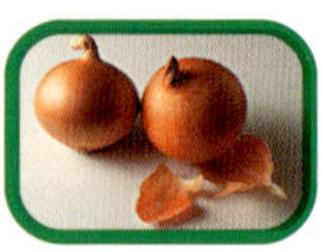

Cayenne-Peffer und Zwiebel bei Hexenschuss

Auch bei Hexenschuss gibt es hervorragende Hausmittel:

Wenden Sie eine Zwiebelauflage an: Schneiden Sie mehrere Zwiebeln in Scheiben, kochen Sie diese im Wasser weich. Gießen Sie das Ganze durch ein Sieb ab. Wickeln Sie die heißen Zwiebelscheiben in ein Tuch und legen Sie sie so heiß wie möglich auf die schmerzenden Stellen. Darüber ein Handtuch geben. Wenn die Zwiebeln lauwarm werden, sofort wieder neue, heiße draufgeben. Wenn Sie unterwegs sind, dann reiben Sie sich mit dem Wirkstoff Nonivamid aus dem Cayennepfeffer – dem spanischen Pfeffer – ein. Sie können ihn unter der spanischen Bezeichnung als Infrotto-Ultra-Tinktur in der Apotheke kaufen.

Es hat sich als sehr wirkungsvoll erwiesen, wenn man unmittelbar nach dem Hexenschuss-Anfall eine Handvoll Eiswürfel in ein Tuch wickelt und dieses auf die schmerzende Stelle im Kreuz auflegt. In den meisten Fällen kann man sich dann für einige Zeit wieder problemlos bewegen.

Danach allerdings sollte man mit Wärme therapieren: Legen Sie einen heißen Heublumensack auf, nehmen Sie ein heißes Wannenbad mit Heublumen-Extrakt. Massieren Sie ganz fest die Fußsohlen. Und reiben Sie die schmerzenden Stellen regelmäßig mit Franzbranntwein-Gel (Apotheke) ein.

Senf und Kohl bekämpfen Ischias-Schmerzen

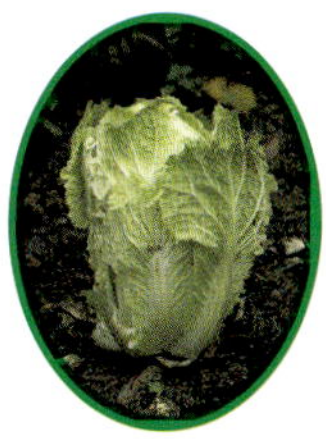

Wenden Sie Senfwickel an. 100 g Senfmehlpulver (Apotheke) werden mit warmem Wasser zu einem Brei verrührt.

Mit einem Leinentuch für 15 Minuten auf die schmerzenden Stellen auftragen. Oder: Schmelzen Sie Schweineschmalz im Wasserbad, tauchen Sie Kohlblätter ein, legen Sie diese auf die Schmerzstellen auf. Mit einem Leinentuch abdecken.

Heiße Kartoffeln helfen bei Oberarm-Steife

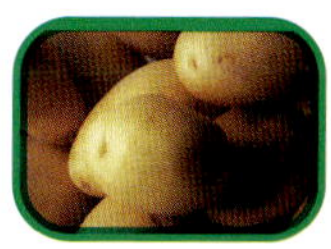

Ein altes Hausmittel: Zerdrücken Sie heiße Kartoffeln zu einem Brei, schlagen Sie diesen in ein Tuch ein und legen Sie es auf die schmerzende Stelle. Oder aber Sie tauchen ein mehrfach gefaltetes Handtuch in kochendes Wasser, wringen es aus und schlagen es in ein Wolltuch ein. Dann drücken Sie das Ganze für längere Zeit auf die Schulter.

Rheuma – was hilft?

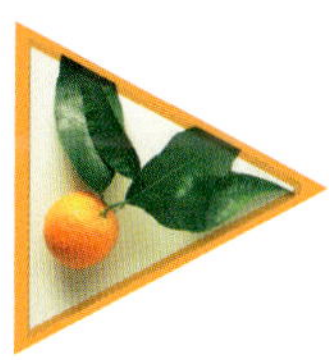

Reiben Sie die schmerzenden Stellen mehrmals am Tag mit Wacholder-Öl ein. Pressen Sie die Schalen von frischen Orangen

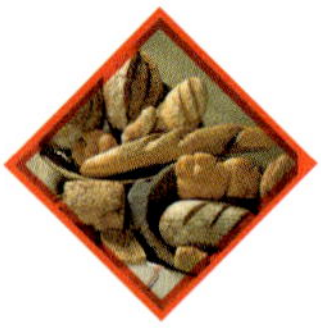

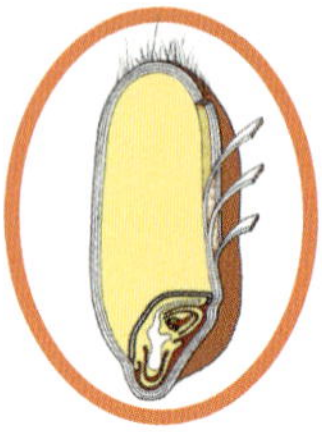

aus und reiben Sie die ätherischen Öle in die Haut ein. Nehmen Sie regelmäßig Bäder mit Heublumenzusatz aus der Drogerie. Bleiben Sie 30 Minuten in der Wanne und dampfen Sie eine Stunde im Bett nach. Legen Sie einen heißen Heublumensack auf die Gelenke. Nehmen Sie regelmäßig Moorbäder in der Wanne. Die entsprechenden Moorextrakte gibt es in der Apotheke oder Drogerie. Ernähren Sie sich vegetarisch und überwiegend mit Vollkornprodukten. Massieren Sie die Gelenke mit Propolis-Massagesalbe aus dem Bienenstock (Apotheke) ein. Nehmen Sie über einen längeren Zeitraum täglich eine Vitamin-E-Kapsel mit 500 internationalen Einheiten Vitamin E aus der Apotheke ein.

Schulterschmerzen – was hilft?

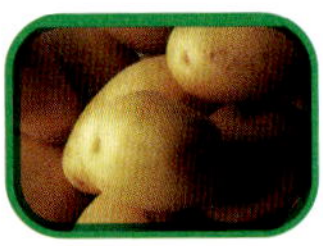

Stellen Sie sich unter die heiße Dusche und lassen Sie längere Zeit das heiße Wasser auf die schmerzenden Stellen prasseln. Danach gut abtrocknen und etwas Warmes anziehen. Vor dem Zubettgehen sollten Sie die Schulter mit Franzbranntwein-Gel einreiben.

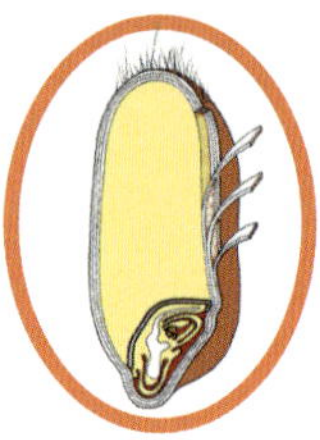

Sehr hilfreich ist es, 2 bis 3 Pfund Kartoffeln zuzubereiten und diese dann mit der Schale zu einem heißen Brei zu zerdrücken. Diesen Brei schlagen Sie in ein Tuch ein und legen es auf die Schulter auf. Ernähren Sie sich in nächster Zeit mit Produkten, die reichlich Vitamin E enthalten: Weizenkeime, Weizenkeimöl, Vollkornbrot, Müsli, Milchprodukte. Machen Sie mehrmals täglich folgende Übung: Setzen Sie sich auf einen Stuhl, lassen Sie die Arme herabhängen. Heben Sie den schmerzenden Arm seitlich empor und senken Sie ihn wieder. Dieses Auf und Ab vertreibt den Schmerz.

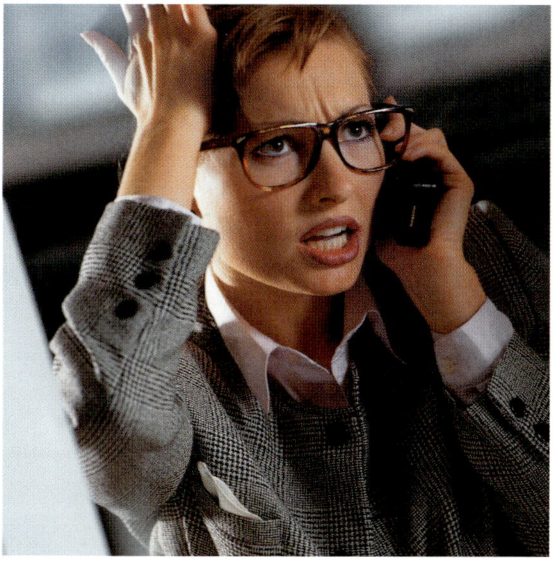

Stress - Epidemie der Zeit

Zink bei Impotenz und Antriebslosigkeit

In jüngster Zeit, vermutlich bedingt durch Umweltbelastungen, Stress und falsche Ernährung, beobachtet man bei Männern und Frauen einen Zinkmangel. Dieser wirkt sich auf die sexuelle Kraft und auf die Leistungsfähigkeit aus. Essen Sie verstärkt Meeresfisch, Austern, Geflügel, Weizenkeime, Weizenkleie, Datteln, Nüsse. Oder versorgen Sie sich aus der Apotheke mit Zink-Kapseln. Ein erwachsener Mensch sollte täglich für seine Immunkraft und Liebesfähigkeit, und den körperlichen und seelischen Zustand das Spurenelement Zink aufnehmen.

Vitamine gegen schlechte Laune

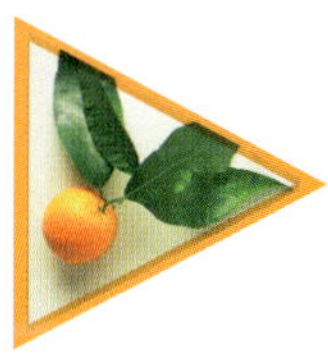

Untersuchungen in den USA haben ergeben, dass schlechte Laune in der kalten Jahreszeit sehr oft mit Vitaminmangel in Zusammenhang zu bringen ist. Essen Sie gleich am Morgen Orangen, Grapefruits, Äpfel oder eine Banane. Knabbern Sie rohes Gemüse: Rettich, Gurken, Tomaten, Paprikaschoten. Oder nehmen Sie jeden Morgen 1 Multivitamin-Brausetablette ohne Zucker (Apotheke) in 1/4 Liter Mineralwasser.

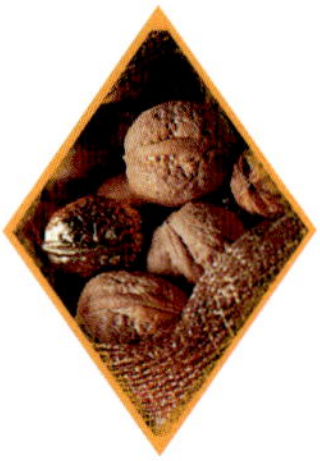

Zerstreutheit – was hilft?

Gehen Sie, auch wenn Sie noch so viel zu tun haben, nicht zu spät schlafen. Trinken Sie einmal am Tag 1/4 Liter Jogurt oder Sauermilch und essen Sie eine Scheibe Vollkornbrot dazu. Essen Sie jeden Tag – unter gutem Kauen – 5 bis 6 Walnusskerne. Das ist eine ideale Gehirnnahrung.

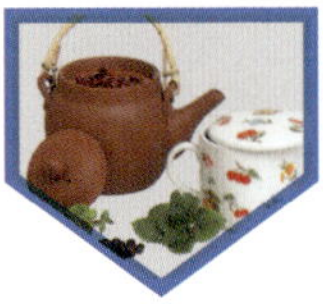

Brauen Sie sich einen Kräutertee gegen Zerstreutheit: Lassen Sie sich in der Apotheke 1 Teil Engelwurz-Wurzel, 1 Teil Kalmuswurzel, 2 Teile Melisse, 3 Teile Kümmel und 4 Teile Kornblume mischen. 2 1/2 Esslöffel davon müssen über Nacht in 3/4 Liter Wasser angesetzt werden. Morgens kurz aufkochen, 10 Minuten ziehen lassen, durchseihen. Die ganze Menge über den Tag verteilt schluckweise trinken. Höchstens 3 Wochen. Besorgen Sie sich ein Ginkgo-Präparat aus der Apotheke.

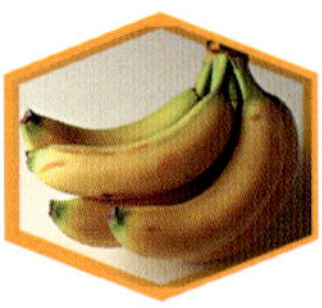

Bananen und Haferflocken schützen die Magenwand gegen Stress

Jedes Mal, wenn Sie sich ärgern, produziert Ihr Magen mehr Magensäure und diese greift die Magenwände an. Sie können aber die Magenwände mit einer schützenden Schicht überziehen. Dies geschieht, wenn Sie eine Banane oder Haferflocken in der Suppe oder als Brei essen. Die Schleimstoffe, die diese Naturprodukte abgeben, bilden die Schutzschicht.

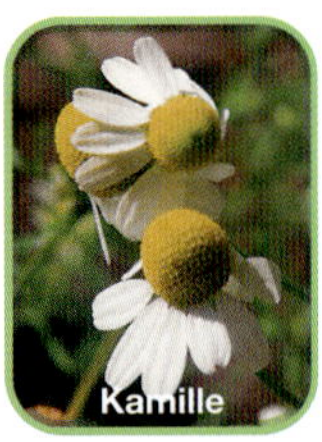

Kamille mit Honig wirkt beruhigend

Bei Nervosität rühren Sie in 1 Tasse lauwarmes Wasser 2 bis 3 Esslöffel Honig ein. Oder geben Sie in 1 Tasse Kamillentee 2 Esslöffel Honig. Langsam und schluckweise trinken. Sie sollten das allerdings gleich nach dem Frühstück zu sich nehmen und nicht erst, wenn Sie bereits nervös sind.

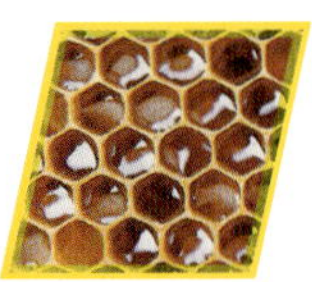

Oder: Trinken Sie einige Zeit täglich 2 bis 3 Tassen Baldrianwurzeltee (Apotheke oder Drogerie), am wirkungsvollsten ungesüßt. Lassen Sie zwischendurch 1- oder 2-mal am Tag 1 Teelöffel Bienenhonig im Mund zergehen. Trinken Sie morgens vor dem Frühstück 1/8 Liter Wasser mit 2 Esslöffeln Johanniskrautsaft (Reformladen). Nehmen Sie kurmäßig über einen längeren Zeitraum jeden Morgen 3 Kapseln mit Bienenblütenpollen (Apotheke). Oder versuchen Sie es mit der Einnahme von Magnesium-Präparaten (Apotheke). Gegen nervöse Schweißausbrüche sollten Sie einige Zeit täglich

1 Liter ungesüßten Salbeitee trinken. 1 Liter kaltes Wasser wird mit 3 Esslöffeln Salbei angesetzt, 3 Minuten kochen lassen, durchseihen. Essen Sie 2- bis 3-mal pro Woche eine Portion gedünsteten Naturreis. Er enthält das Nervenvitamin B1. Nehmen Sie einmal pro Woche ein beruhigendes Bad mit Melissen- oder Lavendel-Zusatz. Das entspannt.

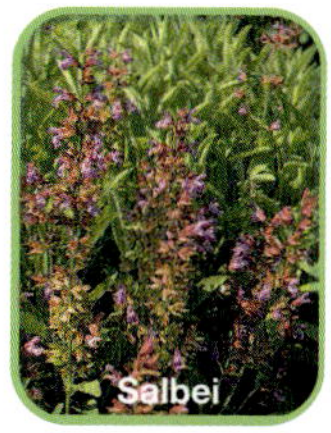

Was hilft gegen negatives Denken?

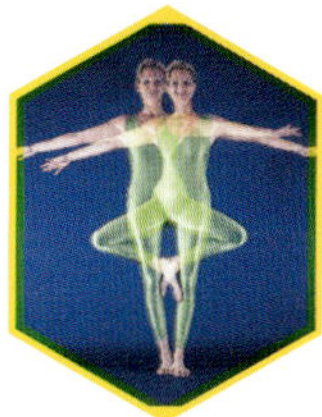

Sehr oft leiden Menschen, die keine positiven Gedanken fassen können, an einem Mangel am Spurenelement Zink. Nehmen Sie daher einige Zeit täglich 1 Kapsel Zink mit Betakarotin (Apotheke) .

Machen Sie regelmäßige Entspannungsübungen. Verspannungen sowie Verkrampfungen sind oft die Ursache für negatives Denken. Ein Beispiel: Lehnen Sie sich fest an die Rückenlehne eines Stuhls, breiten Sie die Arme ganz weit nach hinten aus. Bemühen Sie sich, einmal täglich von Herzen zu lachen. Essen Sie täglich 2 Bananen. Die Inhaltsstoffe Serotonin und Norepinephrin fördern die gute Laune und das positive Denken.

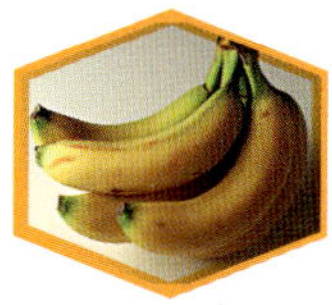

Honig-Apfel und Lavendel bei innerer Unruhe

Es gibt eine Reihe von Rezepten, die bei innerer Unruhe helfen: Nehmen Sie 2-mal pro Woche ein Medizinal-Entspannungsbad mit Lavendelöl aus der Apotheke. Oder bereiten Sie sich einen »Beruhigungsapfel«: 1 ungeschälter Apfel wird klein geschnitten, mit 1/2 Liter siedendem Wasser begossen. 1 Stunde ziehen lassen. 2 Teelöffel Honig dazugeben. Dann den Apfel verzehren und den Saft trinken.

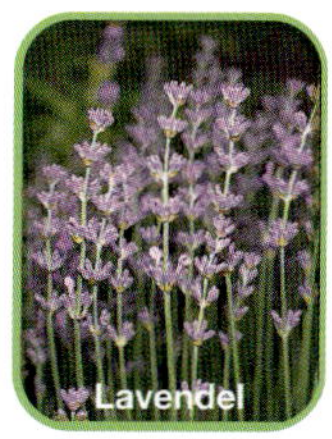

Versuchen Sie den hervorragenden Tee des berühmten französischen Heilkräuterexperten Maurice Messegue. Mischen Sie 2 Teile Lindenblüten, 2 Teile Eisenkraut, 2 Teile Majoran, 2 Teile Kirschenstiele und 2 Teile Melisse. Davon überbrühen Sie 1 gehäuften Teelöffel mit 1 Tasse kochendem Wasser, 6 Minuten ziehen lassen, durchseihen, mit etwas Honig süßen und 2 Tassen pro Tag trinken.

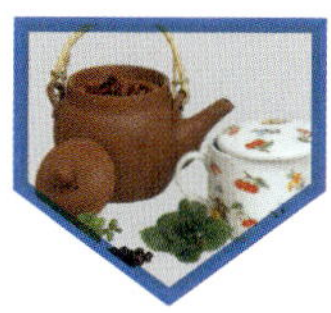

Gammalinolen-Säure gegen Mondsucht

An Tagen des Mondeinflusses kann Ihr Organismus nicht die lebenswichtige Gammalinolen-Säure erzeugen. Daher müssen Sie diese zuführen. Sie finden reichlich davon im Nachtkerzenöl sowie im Borretschöl. Beides kann man in Kapseln in der Apotheke kau-

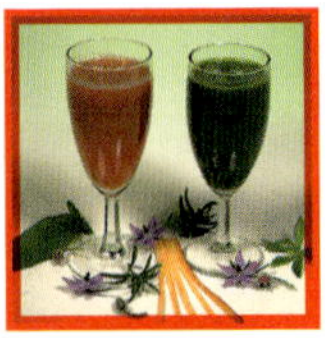

fen. Zusätzlich sollten Sie an den Tagen des Vollmondes Wurzelgemüse essen und täglich 1/4 Liter Gemüsesaft trinken. Das alles kann mithelfen, die Mondsucht leichter zu ertragen.

Kardamom macht stark für den Stress-Alltag

Bei großem Stress: Besorgen Sie sich aus der Apotheke Kardamom-Körner und kauen Sie mehrmals am Tag einige dieser Körner. Sie werden bald merken, dass die Inhaltsstoffe des Kardamoms Ihnen neue Kraft geben und Ihnen die unbegründeten Ängste nehmen. Diese Therapie nützt übrigens auch, wenn man auf Grund von zu viel Stress in depressive Stimmungen gerät.

Vorweihnachtsstress – was hilft?

Trinken Sie jeden Morgen einen speziellen Nervenberuhigungs-Cocktail. Geben Sie in etwas Wasser Johanniskrautsaft aus dem Reformladen.

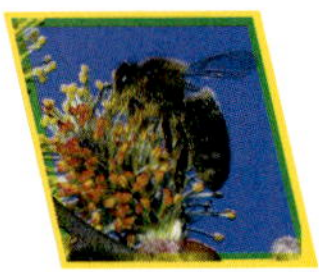

Trinken Sie in langsamen Schlucken. Oder lassen Sie 1 Esslöffel Honig am Morgen langsam auf der Zunge zergehen. Noch besser wirkt Melbrosia aus dem Bienenstock, eine Mischung aus Bienenpollen und Gelee royale, die man in der Apotheke kaufen kann. Sie stärkt Körper und Gemüt durch das reiche Angebot an Vitaminen, Mineralstoffen und Spurenelementen.

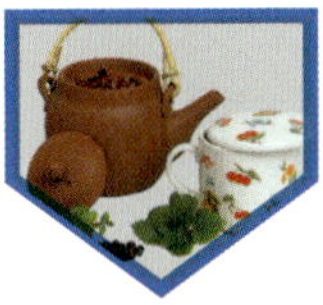

Wenn Sie sich sehr verspannt fühlen, dann trinken Sie 1/8 Liter stilles Mineralwasser, in dem Sie 1 Magnesium-Brausetablette aus der Apotheke aufgelöst haben. Trinken Sie zu den Mahlzeiten Anis-Tee, Kümmel-Tee, Fenchel-Tee. Sie können auch aus allen drei Gewürzen zu gleichen Teilen eine Teemischung herstellen. 1 Teelöffel davon mit 1 Tasse kochendem Wasser überbrühen, 10 Minuten ziehen lassen, durchseihen, mit Honig gesüßt trinken.

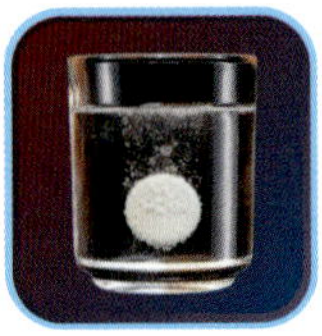

Magnesium gegen Stress am Steuer des Autos

Stress am Steuer ist sehr gefährlich. Der Mineralstoff Magnesium ist ein ideales Anti-Stressmittel beim Autofahren, welches vor Nervenkrisen und Herzinfarkt am Steuer bewahren kann. Essen Sie Produkte, die reichlich Magnesium enthalten: Vollkorn, Mandeln, Erdnüsse, Maisprodukte, Sojaprodukte, Naturreis, Bitterschokolade, Walnüsse und Haselnüsse. Oder versorgen Sie sich regelmäßig mit einem Magnesiumpräparat aus der Apotheke.

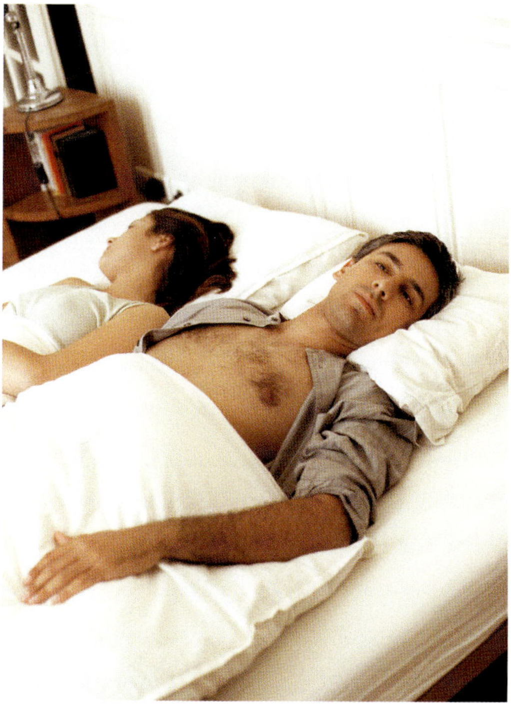

Schlafstörungen – wie man sich bettet

Trockenfrüchte zum Weiterschlafen – bei Durchschlafstörungen

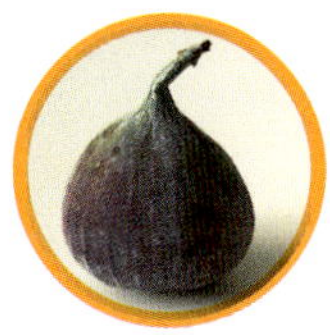

Ärzte vermuten, dass bei manchen Menschen im Schlaf der Traubenzuckergehalt im Gehirn sinkt. Das ist die Ursache fürs Aufwachen.

Daher: Legen Sie sich klein gehackte Trockenfrüchte, Datteln, Pflaumen, Feigen, Rosinen auf den Nachttisch und genießen Sie davon kleine Portionen. Sie sparen damit sehr oft eine Schlaftablette.

Gehen Sie nicht zu spät ins Bett. Essen Sie abends nicht zu viel und vor allem keine schweren Speisen. Also: leichte Kost genießen. Stehen Sie auf und trinken Sie ein Glas Milch mit 2 Teelöffeln Honig und 2 Teelöffeln Melissengeist. Sie werden dann schnell wieder ein-

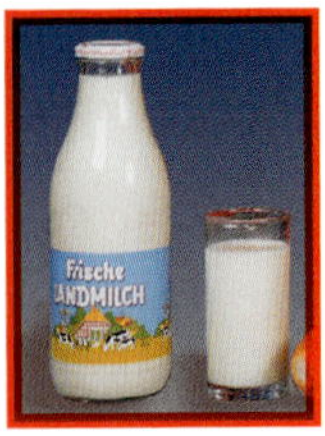

schlafen, weil der Zuckerspiegel wieder ausbalanciert ist und das vegetative Nervensystem beruhigt wird. Sie sollten auch immer Holundersaft aus dem Reformladen bereitstehen haben. Trinken Sie 1/8 Liter in kleinen Schlucken. Versuchen Sie nicht, mit Gewalt wieder einzuschlafen. Beginnen Sie, in einem Buch zu blättern und zu lesen. Sehr oft kommt dann die Müdigkeit wieder ganz von selbst.

Es hilft auch, Melissen-Honig-Milch zu trinken, sich ins Bett zu legen und mit einem Taschentuch, das Sie mit Melissengeist getränkt haben, das so genannte Sonnengeflecht am Oberbauch einreiben. Nachdem die ätherischen Öle des Melissengeistes äußerlich und innerlich zu wirken begonnen haben, werden Sie entspannt einschlafen.

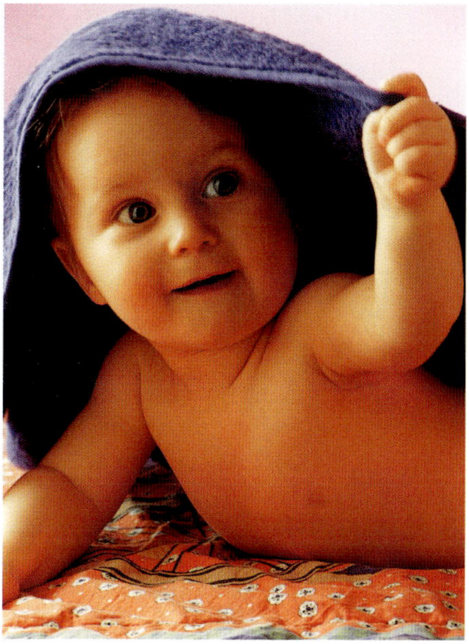

Rund um Sex und Babys

Melkfett: ein ideales Gleitmittel beim Sex

Wer unter sehr trockenen Schleimhäuten leidet, was beim Sex Probleme bringt, sollte sich als Gleitmittel Melkfett von einem Landwirt besorgen. Es funktioniert großartig.

Im Gegenteil: Aus medizinischer Sicht ist das Melkfett eine ideale Substanz für ein natürliches Gleitmittel. Es besteht aus Vaseline und auch dieses selbst wird ja sehr oft als Gleitmittel eingesetzt. Sie können auch weißes Vaseline aus der Drogerie besorgen.

Magnesium gegen Frühgeburt und für gesündere Babys

Grundsätzlich weiß man heute, dass die schwangere Frau mit Magnesium ihre Situation verbessert. Magnesium wirkt der Gefahr einer Frühgeburt entgegen. Die Schwangeren müssen seltener stationär betreut werden und die Babys sind gesünder. Essen Sie magnesiumreiche Nahrung wie Vollkorn, Naturreis, Hefe, Weizenkleie, Leinsamen, Weizenkeime, Sojabohnen. Und versorgen Sie sich mit Magnesium-Präparaten aus der Apotheke – besprechen Sie sich zuvor aber mit Ihrem Arzt!.

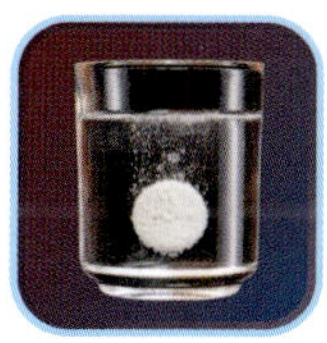

Das ideale Tee-Rezept für zärtliche Stunden

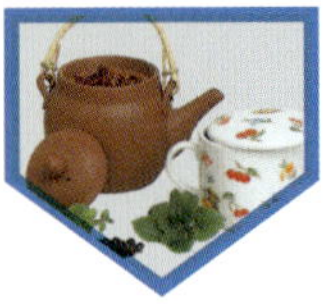

Ein Naturrezept, das für zärtliche Stunden – auch in reiferen Jahren – anregend wirkt. Bereiten Sie einen speziellen Tee zu: Lassen Sie sich in der Apotheke 4 Teile Bohnenkraut, 2 Teile Pfefferminze, 2 Teile Orangenblüten und je 1 Teil Hagebutten und Salbei mischen. 1 gehäuften Teelöffel davon mit 1 Tasse kochendem Wasser überbrühen, 8 Minuten ziehen lassen, durchseihen, mit etwas Honig trinken. Eine Kur dauert 3 Wochen. Man trinkt 3-mal täglich 1 Tasse.

Babys sollten auf einem Parkettboden spielen

Viele Eltern fragen sich: Was für ein Fußboden ist für das Kinderzimmer ideal? Das Baby wird da ja sicher umherkrabbeln. Dazu gibt es eine interessante Untersuchung von schwedischen Wissenschaftlern. Sie haben 2 Jahre lang fast 4.000 Babys beobachtet und untersucht.

Dabei hat sich herausgestellt: Kleinkinder, die auf PVC-Böden aufwachsen, leiden doppelt so oft an Asthma. PVC-Kunststoff enthält Substanzen – so genannte Weichmacher –, die das Immunsystem schwächen können. Der ideale Bodenbelag fürs Kinderzimmer ist und bleibt der Parkettboden.

Kein Koffein für stillende Mütter

Stillende Mütter sollten sehr sparsam mit dem Trinken von Bohnenkaffee umgehen. Untersuchungen in Großbritannien haben erst kürzlich ergeben, dass das Koffein zweifelsohne mit der Muttermilch an den Säugling weitergegeben wird. Das Kind wird dann übermäßig erregt, findet keine Ruhe, was Mutter und Kind belastet.

Zinnkraut strafft den Busen

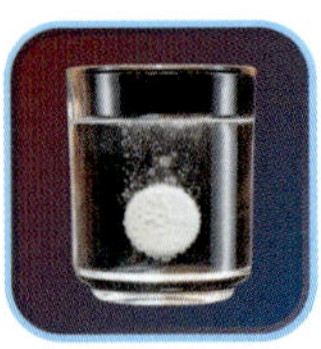

Wenn durch eine Bindegewebsschwäche der Busen schlaffer wird, muss mineralische Kieselsäure zugeführt werden. Die Heilpflanze Zinnkraut ist besonders reich an biologisch wirksamer Kieselsäure. Damit kann das Brustgewebe im Laufe der Zeit wieder gefestigt und gestrafft werden.

Machen Sie eine Kur von mindestens 8 Wochen mit Zinnkraut-Tee oder mit Zinnkraut-Kräutertabletten aus dem Reformhaus. Man nimmt 3-mal täglich 1 Tablette mit reichlich Wasser.

Sellerie und Petersilie fördern die Liebeslust

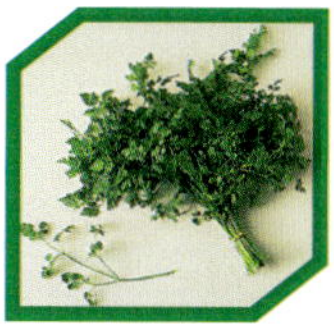

Bauen Sie in Ihren Speiseplan reichlich Knoblauch, Zwiebeln und rohe Petersilie ein. Auch Sellerie kann einen wertvollen Beitrag zu Ihrem Liebesleben leisten, ebenso Artischocken.

Eine Studie in Stockholm von Prof. Dr. Rolf Gunderssen hat ergeben, dass der reichliche Genuss von Mangos, Papayas, Melonen, saftigen Birnen und von frischen Ananas die Liebe enorm fördert.

Pollen und Bio-Kost verbessern den Samen

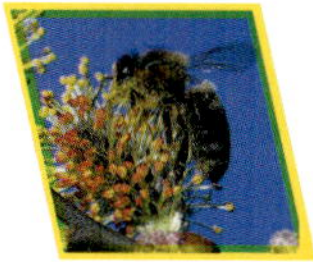

Eine dänische Studie hat nachgewiesen: Männer, die Bio-Kost mit Vollwertprodukten essen, haben doppelt so viele Spermien im Samen als andere Männer, die Alltagskost zu sich nehmen.

Als Sensation gilt aber die Studie des Arztes Dr. Mohamad Chmaitilli aus Beirut im Libanon. Sie bestätigt, dass die regelmäßige Aufnahme von Bienenblütenpollen – als Melbrosia-Pollen bekannt – die Zahl der Spermien binnen acht Monaten um das Fünffache ansteigen lässt. Die Betroffenen bekamen während der Studie täglich 3 Kapseln mit Melbrosia (Apotheke).

Zink macht Männer wieder munter

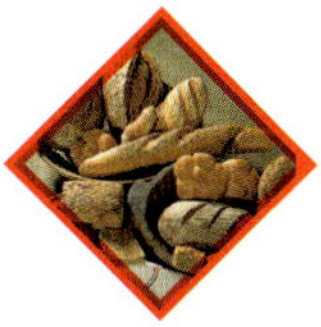

Schon vor vielen Jahren haben amerikanische Wissenschaftler herausgefunden, dass der Mann jedes Mal beim Höhepunkt einer Liebesvereinigung mit dem Samen einen beachtlichen Teil seiner lebensnotwendigen Vorräte am Spurenelement Zink verliert. Zink-Mangel sowie ein Mangel an Vitamin A führen zu einer allgemeinen Schwächung der Abwehrkräfte und der Liebeskraft.

Männer sollten daher Zink aus der Nahrung zuführen: mit Meeresfisch, Austern, Vollkornprodukten, Weizenkeime, Hähnchenfleisch. Oder sie sollten einige Zeit täglich Zink-Präparate (Apotheke) einnehmen.

Kräuter können die Potenz verbessern

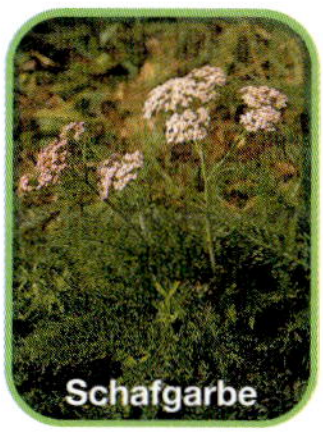

Schafgarbe

Auf Grund von Untersuchungen kann man nachweisen, dass die ätherischen Öle, Enzyme, Hormonstoffe, Spurenelemente und Mineralstoffe vom Knoblauch, von der Schafgarbe, der Sonnenblume, der Muskatnuss, von Anis und Zimt die Liebeskraft maßgeblich unterstützen können. Und zwar in Form von Säften oder Tees.

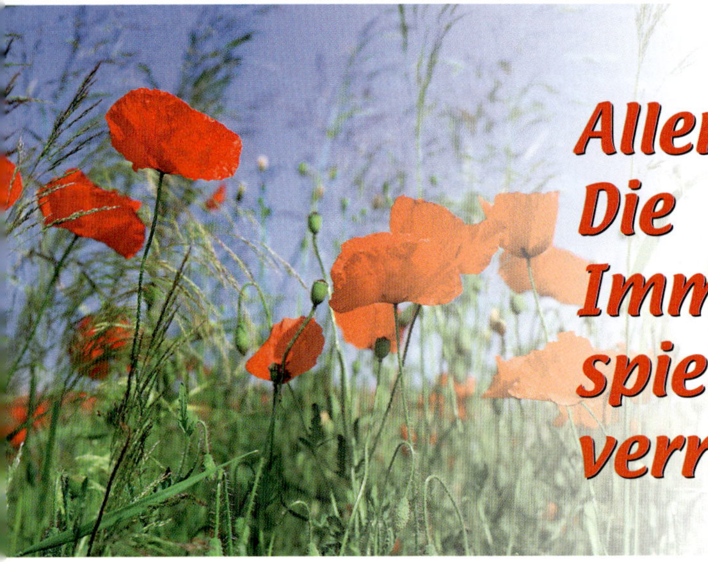

Allergie: Die Immunkraft spielt verrückt

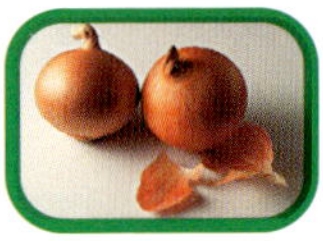

Zwiebel und Jogurt schützen vor Pollenallergie

Amerikanische Wissenschaftler haben erst kürzlich herausgefunden: Wer rohe Zwiebeln isst, Brennnesseltee trinkt und täglich 1/2 Liter Jogurt löffelt, der leidet weit weniger an seiner Pollenallergie. Die Zwiebel enthält das Flavonoid Quercetin. Dieser Pflanzenfarbstoff bekämpft allergische Reaktionen. Ähnliche Wirkstoffe findet man in der Brennnessel. Im Jogurt sind Bakterien, welche im Körper die Bildung des Gamma-Interferon aktivieren. Und dieses bekämpft im Organismus Allergien.

Meiden Sie während der Pollensaison Honig und Kräutertees. Pollenrückstände darin könnten bei Ihnen Beschwerden auslösen. Waschen Sie öfter als sonst die Haare, um Pollenrückstände wegzuspülen. Verrichten Sie keine anstrengenden Arbeiten im Freien. Kontrollieren Sie mit einem Peak-Flow-Meter (ein einfaches Plastikgerät – in der Apotheke erhältlich), ob Ihre Atemstärke abgenommen hat. Wenn ja, besteht die Gefahr, dass Sie durch die Pollen-Allergie Asthma bekommen können, wenn Sie sich nicht sofort mit Medikamenten behandeln lassen.

Pollenallergie: Vorsicht bei Kiwi und Apfel

Man weiß aus neuesten Untersuchungen, dass es so genannte »pollenassoziierte Nahrungsmittel« gibt, welche durch ihre Inhaltsstoffe die Birken-Allergie verstärken. Meiden Sie daher Äpfel, Birnen, Pfirsiche, Aprikosen, Haselnüsse, Walnüsse, Paranüsse, Erdnüsse, Mandeln, Kiwis und unter den Gewürzen Anis und Curry.

Was hilft bei Neurodermitis?

Tragen Sie ausschließlich Kleidung aus reiner Baumwolle. Meiden Sie Wolle, Seide oder Kunststoffe. Essen Sie keine Erdbeeren, keinen Topfen und keine anderen Milchprodukte, keine Nüsse und keine Schokolade. Auch Konservierungsmittel können die Krankheit verstärkt auftreten lassen. Grundsätzlich müssen Sie herausfinden, worauf Sie besonders allergisch reagieren. Besorgen Sie sich Salz aus dem Toten Meer (Apotheke) und bereiten Sie sich davon Salz-Wannenbäder.

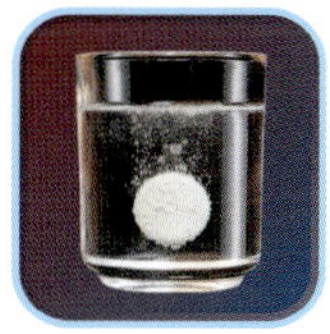

Besorgen Sie sich Cremes oder Salben (Apotheke) mit dem Wirkstoff Hametum aus der Hamamelis-Pflanze. Studien haben ergeben, dass man damit Besserungen erzielen kann. Nehmen Sie jeden Abend vor dem Zubettgehen 2 Magnesium-Kautabletten oder 1 Säckchen Magnesium-Granulat (Apotheke) in 1/4 Liter Mineralwasser. Sehr sinnvoll ist eine Kur am Toten Meer in Israel (En Bokek) oder Jordanien (Salt Land Village).

Mit Zwiebel und Essig gegen Wespen

Ein hervorragendes Hausmittel: Erhitzen Sie Essig und stellen Sie ihn in einer Schale auf. Oder richten Sie auf einem Teller zwei gekochte oder gegrillte Zwiebeln an. Wespen meiden den Geruch von erhitztem Essig und heißen Zwiebeln.

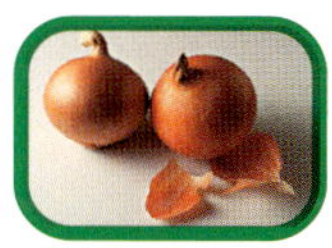

Nussblätter und Hefe gegen Sonnen-Akne

Trinken Sie zum Entschlacken des Organismus 3 Wochen lang jeden Morgen auf nüchternen Magen 2 Tassen Walnussblätter-Tee: Frische Walnussblätter werden gut gewaschen, 2 Esslöffel gehackt und mit 2 Tassen kochendem Wasser überbrüht. 2 Minuten zugedeckt ziehen lassen, durchseihen und lauwarm trinken.

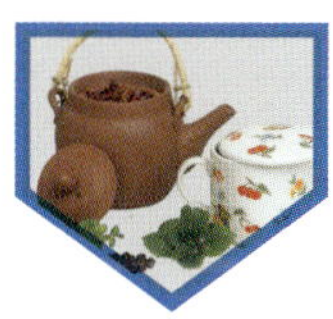

Machen Sie eine Kur mit Hefetabletten aus der Apotheke und streuen Sie anstelle von Salz Hefeflocken in Suppen und Salate.

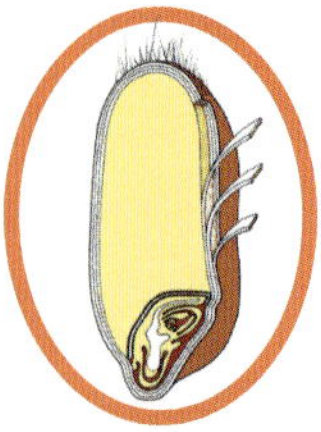

Bereiten Sie sich einige Zeit jeden Morgen ein Anti-Sonnen-Akne-Müsli: 30 g Hefe mit 1 TL Milch anrühren, 10 g schadstoffarmen Leinsamen und 10 g Weizenflocken. Dazu trinken Sie Kamillentee. Nehmen Sie einige Zeit täglich 1 Vitamin-E-Kapsel mit 200 internationalen Einheiten Vitamin E (Apotheke) zu sich.

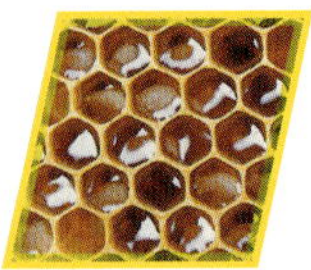

Trinken Sie vor dem Kontakt mit der Sonne keinen Alkohol. Essen Sie wenig Fleisch und keine Süßigkeiten. Äußerlich sollten Sie eine spezielle Sonnen-Akne-Maske auftragen: 50 g Bierhefe wird mit 1 Becher Bio-Jogurt, 1 EL Bienenpollen und 2 EL Honig verrührt. Den Brei aufs Gesicht auftragen, 10 Minuten einwirken lassen und mit Propolis-Salbe (Apotheke) nachpflegen.

Kopfschmerzen nach Schokolade und Senf

Aus Studien der Universität Berkeley in Kalifornien geht eindeutig hervor: Bestimmte Lebensmittel können bei sensiblen Menschen Kopfschmerzen auslösen. Das ist zweifelsohne eine Allergie.

Es gibt für Sie nur eine Lösung: Streichen Sie Schokolade und Senf aus Ihrem Speiseplan. Folgende Nahrungsmittel können ebenfalls Kopfschmerzen verursachen: Heringe, stark ausgereifter Käse, frisches Hefe-Gebäck, Zitrusfrüchte, Bananen, Schweinefleisch, Pökelfleisch, Alkohol, Koffein und Geflügelleber.

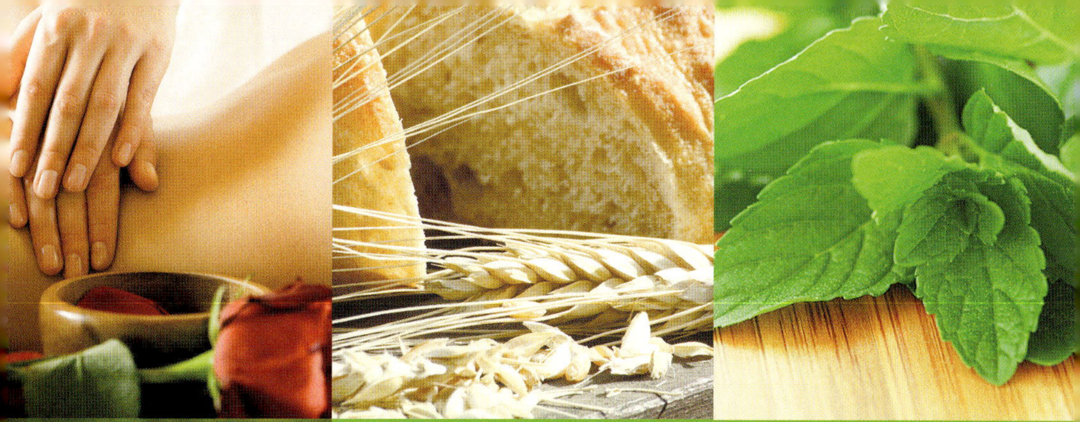

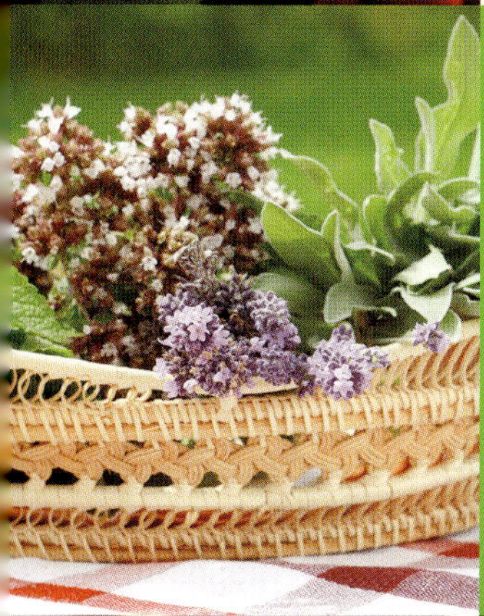

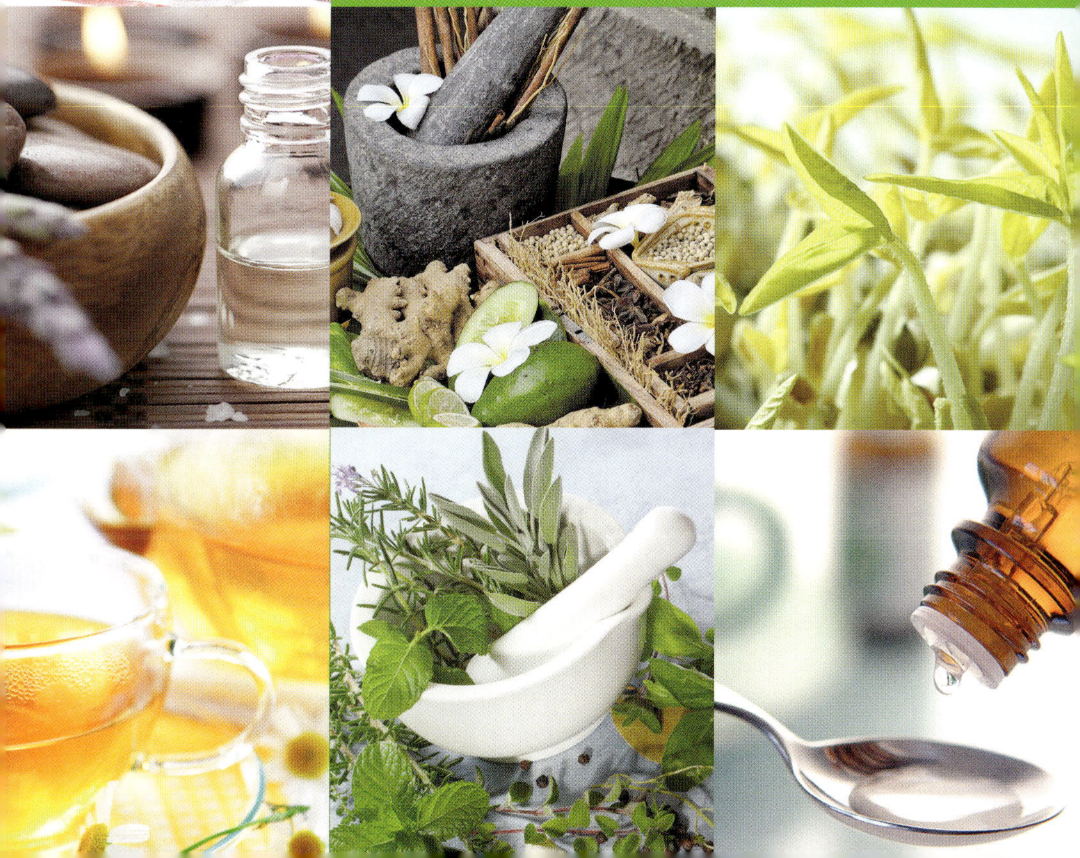